编委会

张伟道	中国中医科学院眼科医院
周维	中国中医科学院眼科医院
朱笑莹	中国中医科学院眼科医院
左倩倩	中国中医科学院眼科医院

编写秘书

| 凌玉辰 | 美国加州大学洛杉矶分校 |
| 许凯 | 中国中医科学院眼科医院 |

序

新春伊始，万象更新，欣闻《常见老年性眼病中西医防治手册》已完成初稿交付出版社，作为主编梁丽娜医师的老师，欣然为序。

生活水平提高、公共医疗体系完善，使得人们的寿命越来越长，全球人口正在老龄化。长寿，是人们的愿望，也是社会进步和医学发展的重要标志。但随着年龄的增加，人们患病的风险也会随之增高。有许多眼病和年龄有关，比如老花眼、老年性白内障、青光眼、年龄相关性黄斑变性等，这些疾病导致视功能下降甚至丧失，极大地降低了人们的生活质量。因此，防治老年性眼病是一项刻不容缓的任务。

近些年科技进步给眼科诊疗手段带来日新月异的变化。光学相干断层扫描术、眼底荧光血管造影等先进的检查技术使眼科医生对视网膜疾病有了更清晰的认识，白内障手术从以前的"金针拨障""针拨套出"发展到"超声乳化联合人工晶体植入"，而降眼压药物及抗 VEGF 制剂的出现给青光眼、年龄相关性黄斑变性的治疗带来了突破。但是，由于一些疑难性眼病原因复杂，目前常规西医治疗仍然存在许多问题和挑战。如何更好地保护青光眼患者的视功能？如何控制年龄相关性黄斑变性患者病情反复发作？中医眼科历史悠久，内容丰富，数千年来为维护中华民族的视觉健康做出了不可磨灭的贡献，时至今日，中医药在预防和治疗疑难性眼病方面仍发挥着独特的作用。因此，现代眼科人要将中、西医优势充分结合起来，给患者提供更好的治疗方案。

书中介绍了 10 种常见老年性眼病的常规西医治疗方法，着重阐述了中医治疗方案、预防措施及中西医结合的优势所在。本书体现了中西医结合在眼科的应用和发展，为全世界老年性眼病的防治分享了中医方案、中国智慧。

本书即将出版，这是中医眼科的一件喜事，祝贺之余，乐于推荐，谨至数语爱之为序。

2022 年 2 月于北京

前　言

在门诊，经常听到一些老年患者讲："您一定要救救我的眼睛，如果我看不见活着就没有意义了，我不想成为孩子们的累赘。"这可能是很多老年眼病患者的心声。视觉障碍不仅严重影响老年人的生存质量，还会造成包括医疗费用、照顾费用在内的巨大花费。目前人口老龄化趋势在全球范围日趋明显，根据预测数据，二三十年后，全球老龄人口将达到 21 亿，如何保护老年人的眼健康成为迫在眉睫的重大公共卫生问题。

常见的老年眼病有白内障、干眼、青光眼、年龄相关性黄斑变性等，目前对上述疾病的治疗仍以手术、化学药物或者生物制剂为主。然而，临床上发现单纯的西医治疗对一些疑难性眼病的防治有局限性，比如抗 VEGF 药物虽可短时间内使部分年龄相关性黄斑变性患者获益，但同时存在价格昂贵、需要反复玻璃体腔注射、潜在的严重并发症等弊端，故迫切需求更为有效的治疗方案。中医药是中国古代科学的瑰宝，对人体生理、病理、病因病机、养生与防治等内容有着独到认识，在维护中华民族的繁衍生息、生命健康方面发挥了重要作用。中西医对疾病的认知角度与方法不同，立足点有异，在疾病治疗上各有优势，例如，脉络膜新生血管是年龄相关性黄斑变性的主要病理改变，西医治疗通过抗 VEGF 药物、激光等直接将新生血管清除，而中医的治疗是通过多靶点作用，改善眼底微环境使之不再适合新生血管生长，如将两者优势结合起来，可为患者提供更好的治疗方案。

本书紧贴临床实际，选择 10 个常见老年性眼病予以介绍，每种疾病分概述、基础篇、诊断篇、治疗篇、预防篇及结语 6 个部分，详细阐述每个疾病的流行病学特征、发病机制、诊断、中西医防治方法及研究现状、中西医结合治疗的优势定位等。为了增加趣味性和可读性，内容以问答的形式呈现，问题的答案结合了最新或具有权威的指南、专家共识、教材或高质量文献，以及作者们多年的临床及科研经验。

本书的编写得到了国家中医药管理局国际合作专项"中国－挪威中医药中心"建设项目支持；美国加州大学洛杉矶分校东－西医学中心的专家对书稿内容和格式提出了建议；中国中医科学院眼科医院的研究生为本书的编辑做出了贡

献，在此一并致谢。

本书可供中、西医眼科医生，针灸师以及中西医结合专业人员使用和参考。由于眼科学发展迅猛，新技术与新疗法不断涌现，书中难免有纰漏与不完善之处，敬请读者不吝指正。

梁丽娜

2022 年 2 月于北京

目 录

第1章　眼睛的衰老

美国国立卫生研究院国家老龄研究所（National Institute on Aging of the National Institutes of Health）将衰老定义为："衰老是一个复杂的自然过程，涉及身体的每一个分子、细胞和器官。"眼睛是机体最重要的感觉器官，大概80%的信息通过眼睛获取，人过中年以后，身体各组织器官随着年龄的增长逐渐出现退行性改变，眼睛也不例外。结构的改变常常伴随着生理功能的异常，白内障、青光眼、年龄相关性黄斑变性等眼病的发生率在老年人群中明显增加。中医认为，人的衰老和寿命不仅取决于先天禀赋，脏腑虚衰与阴阳失调均导致衰老。人体是以五脏为中心的统一体，衰老起始于五脏，波及六腑及全身组织，眼与全身脏腑密切相关，眼睛的衰老是由于全身脏腑功能的衰退引起的。

解剖篇

眼睑

随着年龄的增长，老年人眼轮匝肌和提上睑肌功能减弱，眼睑皮肤和皮下组织松弛。此外，眼眶脂肪减少，导致眼睛凹陷，加重眼睑松弛。眼睑进行性的松弛，使睑板下缘的眼轮匝肌纤维向前上方滑动而压迫睑板上缘，易形成眼睑内翻或外翻。在上眼睑中，提上睑肌功能的减弱可能导致退化性上睑下垂[1]。由于老年人上睑下垂或皮肤松弛，可遮挡上方部分视野。

泪器

泪器的年龄相关性变化主要表现为腺组织萎缩，老年男性比老年女性更为明显，泪腺内的结缔组织增加，致泪腺组织成岛状，分布于过多的结缔组织之间。随着年龄增长，泪腺分泌功能下降，泪液产生减少，使结膜和角膜易于干燥，继而导致干眼的发生。另外，老年人泪腺周围眼轮匝肌功能减退，泪液泵的作用降低或消失，使泪液排出障碍而导致功能性泪溢。

结膜

随着年龄增大，球结膜变薄、弹性下降、张力降低。结膜上皮层细胞数量减少、形态发生改变，结膜基质层内的胶原减少，对 Tenon 筋膜附着力减小，导致结

膜容易移动。球结膜血管排列异常，毛细血管变得脆弱，容易发生结膜下出血。

角膜

随着年龄的增长，眼脂肪进行性减少，眼球向后移位，眼睑对眼球的压力减轻，导致角膜的垂直径较水平径增大，另外老年人角膜基质层的光散射能力增强，光线透过率下降，引起角膜屈光度（曲率）的改变，因此，老年人可能会出现散光的改变。

老年人角膜前弹力层与基质层的脂肪发生变性现象，开始在角膜上、下方距角膜缘 1mm 处出现灰色弧形混浊带，渐次扩展，连接成环，称老年环。老年环是角膜中最常见和最显著的老化变化[2]。后弹力层厚度、基质密度和脂质含量也随年龄而增加，但脂质含量从 60 岁（女性）或者 70 岁（男性）又开始下降。

角膜内皮不能再生，内皮细胞密度随年龄的增长而逐渐减少。每年下降0.2% ~ 0.6%，人出生后其内皮细胞总数有 5000 个/mm²，到老年下降到 3000 个/mm²。随着细胞数目的减少，细胞变薄并且伸展，老年人由于内皮细胞密度低，故其"功能储备"较差，因此对各种引起内皮损伤的因素更为敏感。老年人在行内眼手术和角膜移植手术时，术前须检查角膜内皮细胞。

巩膜

随着年龄的增长，巩膜变得更加坚硬，尤其是直肌嵌入的前部，可能存在脱水，导致钙盐的沉积，钙在胶原纤维间的沉积使巩膜出现钙化斑点[3]。这种老年性改变发生在巩膜后方，导致后巩膜钙化。老年人巩膜脂肪含量的增加可使巩膜变黄。

虹膜及瞳孔

虹膜基质层可萎缩、变薄，隐窝消失或纹理不清，使其后面的色素上皮层越过瞳孔缘呈外翻状，形成显著的黑色素边缘，此种变化在 70 岁以上老年人最多见。而虹膜血管硬化，瞳孔括约肌及色素上皮层间的结缔组织玻璃样变性导致瞳孔对光反应不灵敏，对扩瞳药物不敏感。老年人瞳孔缩小，加之老年期晶状体增大，加重了"生理性瞳孔阻滞"，增加了房水进入前房的阻力，致后房压力增高。当虹膜晶状体接触面进一步加大时，则后房压力升高向前推挤虹膜根部，使前房角变窄，对于解剖上前房角开口较窄的人，可发生房角闭合，诱发闭角型青光眼。

房角

小梁网组织互相交织，其内皮细胞具有活跃的吞噬功能，是眼的网状内皮系统。随着年龄增长，组织学上由长楔形变为短菱形，小梁细胞数减少[4]。在新生

儿到 81 岁的人群中，小梁内皮细胞数量（58%）和绝对细胞数量（47%）呈进行性下降[5]，这被认为是细胞外硫酸盐化蛋白凝聚的积累，并伴随胶原/微原纤维结构的变化[6]。剩余的小梁细胞体积增大，以代偿失去的细胞，从而影响了小梁间隙的宽度。内皮下基底膜增厚或中心区内细胞外物质的改变导致小梁束增粗。小梁核心变致密，板层直径增大，至老年期小梁板层变性增厚，致小梁间隙狭窄，从而增加了房水外流的阻力。随着年龄的增长，近小管部的结缔组织增多，并趋于致密，房水进入 Schlemm 管阻力增加，再加之其他病理改变，如黏多糖物质的质和量的改变，是老年人易患开角型青光眼的解剖基础。

睫状体

随着年龄的增长，睫状突的基质变得胶原化，老年人睫状体的上皮明显增殖，实质层肥厚；睫状突的血管化程度降低，血管硬化，血管外膜增厚，虹膜根部向前推移，前房角变窄。周围结缔组织增生并呈玻璃样变性；睫状体肌纤维变细，数目减少。以上老年性改变在一定程度上影响了房水的生成与排出。但由于睫状突的老年变化，房水分泌减少，可对房水排出受阻起到一定的代偿作用。同时，睫状体功能减退，调节力减弱，是老年人近视力减退发生的原因之一。

晶状体

晶状体的重量，从出生时的 90mg，增加到 20 岁时的 150mg、40 岁的 190mg 和 80 岁时的 240mg[7]。20 ~ 45 岁时，晶状体的硬度可增加 4 倍，到 80 岁时，约增加了 14 倍。晶状体的体积随增龄而增大，悬韧带收缩能力减弱，晶状体位置向前推移，前房深度变浅，前房角变窄，眼内压升高，增加了青光眼病发生的可能性。

当晶状体失去透明度（白内障）或形状改变能力减弱（老花眼）时，就会出现视力问题。随年龄的增加，患白内障的风险不断增加。白内障本质上是一种聚集性疾病，主要是晶体蛋白在晶状体的纤维细胞中积累到极高的浓度。晶体蛋白糖基化加剧，非水溶性蛋白质增多，整个晶状体硬度增加而不易调节形状，就会出现老视眼[8]。老视眼通常在 40 岁发生，随增龄而加重。

玻璃体

老年人玻璃体的主要生理变化为液化与后脱离。

1. 玻璃体液化

30 岁以后，玻璃体中的总胶原含量即不再变化，但凝胶玻璃体中的胶原浓度则随年龄增长而增加。有研究表明，15 ~ 20 岁时凝胶玻璃体中的胶原浓度为

0.05mg/ml，70～90岁时，则达到0.1mg/ml，这是因为随年龄增长，玻璃体液化，凝胶玻璃体体积减小，从而使胶原含量相对增加，体内胶原的老化与交联增加有关，表现为溶解性降低，胶原僵硬，酶降解阻力增加。

2. 玻璃体后脱离

内界膜主要由Ⅳ型胶原组成，但也含有纤维连接蛋白、层粘连蛋白和Ⅰ型胶原。玻璃体视网膜的粘连，涉及糖蛋白介导的分子粘连，这些糖蛋白包括纤维连接蛋白、层粘连蛋白以及其他糖耦合物，视网膜内界膜也可发生生化方面的年龄相关性改变。在年轻人，纤维连接蛋白在内界膜上均匀分布，对于年老者，纤维连接蛋白和层粘连蛋白的分布则不均匀。推测这些糖蛋白在内界膜上分布的不同，可能在玻璃体视网膜粘连的病理情况下起一定作用。因此，老年化的改变导致玻璃体后脱离的发生。玻璃体后脱离可能导致形成的玻璃体向前收缩到玻璃体基底部，从而形成周边视网膜的牵拉，引起视网膜脱离[9]。

视网膜

视网膜在老年期有明显的老年性变化，包括色素上皮的老化和视网膜血管的老年性硬化，以及色素上皮细胞增殖、变性，在锯齿缘尤为明显。眼底检查可见眼底视网膜光泽减少，黄斑中心凹反光欠清或消失，视网膜红色调减弱，黄色调增强并呈污秽状，赤道部可见有线状、带状或规则椭圆形色素斑，有时可见带状萎缩灶和豹纹状眼底。随着年龄的增长，高血压、动脉硬化及糖尿病的发病率升高，视网膜血管发生动脉硬化的变化，包括血管壁增厚和透明化，更易发生视网膜血管阻塞和其他视网膜病变[10]。

黄斑

视网膜黄斑区微循环随着年龄的增长而减弱，平均速度下降20%，这种变化与随着年龄增加视网膜中央凹神经节细胞数量的减少相似。随着年龄增长Bruch膜上开始出现玻璃膜疣，并且不断增多。嗜酸性、刷状物质在RPE基底膜外积聚，称为"基底层沉积"[11]。在年龄相关性黄斑变性中，基底层沉积物变得非常厚，变厚的Bruch膜并可能随年龄的增长而钙化。

视神经

随着年龄的增长，视神经纤维血管隔膜内的结缔组织变得更加肥厚[12]。这种增厚可能导致毛细血管和神经纤维之间营养物质和其他代谢物交换的障碍。随着衰老，细胞和细胞外物质会积聚在脑膜和视神经纤维束中。Schnabel视神经海绵状变性是一种与年龄相关的慢性血管闭塞性疾病[13]。

生理篇

视力减退

视力的发育随着年龄增长逐步发育完善。然而，当进入中老年期，视物渐渐变得模糊，出现一系列视觉障碍的问题。老花眼是一个显著的特征。年龄会造成人类视觉功能的退化，这种变化主要是由于人体组织功能退化或疾病。

色觉下降

视网膜中心凹视锥细胞数量的减少导致色觉的全面下降。中心凹是黄斑最重要的部分，负责我们最清晰的中央视觉。晶状体蛋白质的氧化导致晶状体颜色的变化，使得晶状体由无色或浅黄色变为成年的深黄色。因为晶状体的变化，老年人出现视物发黄的现象，好像隔着黄色滤光片一样。对于所有年龄的人来说，区分蓝色和绿色比区分红色和黄色更难。随着年龄的增长，这一点变得更加明显。对于深色如紫色和蓝色，视觉效果往往不够鲜艳。而浅淡的色彩，老年人区分它们都比较困难。特别表现在对以下颜色的区分：深蓝色和棕色或黑色，蓝色和绿色或紫色，粉红色和黄色或浅绿色。

中心凹含有密集的色觉感受器——视锥细胞。随着年龄的增长，中心凹的光感受器密度降低、视细胞感光能力下降，接受的重要的颜色信息越来越少。为了更好地区分颜色，老年人需要更强的光照。因此，黄斑中心凹视细胞数目减少，是老年人颜色分辨力下降的另外一个原因。

眩光增加

眩光是老年人常出现的视觉障碍，不同类型的光线和视觉系统变化相互作用是眩目现象出现的原因。患有早期晶体核硬化的人可能会抱怨眩光，由于光散射在夜间驾驶时更甚。散射光均匀地照射视网膜，产生面纱样眩目，如同汽车挡风玻璃向内反射的光线。当眼睛接受强光，常常导致后像的产生，引起暗点样眩目。当受到极强的光线刺激时，产生晃眼的眩目，如同注视灯泡里的钨丝。

光感受器的方向是一个重要的解剖因素，因为它影响进入眼内的光线和眩光的感觉。健康眼在正常生理状态下，光感受器的排列有一定角度，通过瞳孔进入眼内的光线直接照射到光感受器的顶部，防止光线的散射。老年人光感受器排列紊乱和方向异常，感光功能下降。通过瞳孔的光线不能直接照射光感受器的顶部，而且由于部分光线被视网膜色素上皮层反射和被玻璃体漂浮物散射，使光感受器对进入眼内的光线反应下降，这种情况导致老年人对眩目的敏感性增加。

对比敏感度下降

老年人的色觉和对比敏感度下降，难以区分物体的边界。"对比"这个词的含义是指一个刺激物不同部分之间亮度的差异，如黑板和黑板上写的字，以及物体的边缘。识别的难易不仅取决于物体的大小和距离，还取决于观察目标和背景的对比度。老年人对比敏感度下降，需要高对比度的刺激，对比敏感度与物体的大小有关，换句话说，物体越大，对比敏感度不好的老年人遇到的问题就越少。

明暗适应时间延长

从光线较强的室外走进光线较暗的室内，或者从较暗的室内走到室外明亮的阳光下，老年人需要的适应时间比年轻人更长，时间多两到三倍。当光线发生变化时，由于老年人瞳孔的调节能力下降，导致从黑暗处到明亮处的适应时间延长，反之亦然。换句话说，老年人需要更多的时间来调整亮度水平的变化。老年人的暗适应明显下降，原因是视网膜光感受器内视质再生延缓。

调节能力下降

通过改变晶状体的弯曲度，眼球达到改变屈光能力的目的。晶状体越凸，屈光力越强，眼球的这种功能称为调节。距离眼睛 5 米之内的物体，反射进入眼内的光线不是平行光线，而是分散光线。物体离眼球越近，反射光线的分散程度越大。这种光线通过眼的屈光系统形成的焦点，必然位于视网膜之后，而导致视网膜上的影像模糊。睫状肌松弛和晶状体硬化导致中老年人的调节能力下降，以致聚焦在近处物体出现困难，如阅读报纸、书写、缝纫等。眼的这种变化称为老视眼。

空间感觉减退

由于晶状体发黄、辨别色觉和对比敏感度下降，这些均会降低老年人空间感觉的能力。在爬楼梯和估测浴缸的深度时，老年人对距离的准确判断出现困难。空间感觉判断异常使老年人容易跌倒和骨折。在不熟悉的环境中，老年人要特别注意安全，最好有人照顾。

周边视野缩小

随着年龄的增长，视野缩小是正常的。在测试青光眼患者的视野时，需要牢记这一点。老年性变化引起的周边视野的丧失，表现为随着年龄的增长逐渐缩小，每 10 年大约缩小 3 度。到了 70 ~ 80 岁，周边视野缩小 20 ~ 30 度。由于周边视野缩小，使得老年人在街上行走时撞人或碰撞其他物体。老年人出门要特别注意安全。为了自己和他人的安全，最好不要开车。

中医的认识

眼与五脏六腑的关系

眼是局部器官，其视觉功能依赖五脏六腑精气的濡养，正如《审视瑶函》中指出"眼乃五脏六腑之精华，上注于目而为之明"。《灵枢》言："肝气通于目，肝和则目能辨五色矣。"《素问》中有"肝受血而能视"。《灵枢》说到"目者，心之使也"，又有"诸脉者，皆属于目"。由于心主身之血脉，故而目与心也有紧密的联系。《兰室秘藏·眼耳鼻门》中指出"夫五脏六腑之精气皆禀受于脾，上贯于目……故脾虚则五脏之精气皆失所司，不能归明于目矣"，突出了脾之精气对视觉功能的重要性。《灵枢》言："气脱者，目不明。"肺气旺盛，全身气机调畅，五脏六腑清阳之气顺达于目，目得其养则明视万物；若肺气不足，脏腑之气不充，目失所养则视物昏暗。《审视瑶函》说到"肾之精腾，结而为水轮"，肾精的盛衰直接影响到眼的视觉功能，正如《素问》所言"夫精明者，所以视万物、别白黑、审短长；以长为短、以白为黑，如是则精衰矣"。

五脏和六腑互为表里，具有相互依赖和相互制约的内在联系。脏行气于腑，腑输精于脏。因此，眼不仅与五脏有紧密的联系，而且与六腑也有着密不可分的关系。此外，六腑的功能是主受纳、司腐熟、分清浊、传糟粕，将消化吸收的精微物质传送到周身，以供养全身包括眼在内的组织器官。《灵枢》说："六腑者，所以化水谷而行津液者也。"六腑的功能正常，目得所养，才能维持正常的视功能。

眼与经络的关系

人体气、血、津、液运行于经络之中。经络沟通内外组织器官，将人体脏腑组织器官连接成一个整体。《灵枢》说："十二经脉，三百六十五络，其血气皆上注于面而走空窍，其精阳气上走于目而为精。"经络将眼与脏腑联系起来，眼在气、血、津、液的濡养下，而使视觉功能得以正常发挥。

眼与十二经脉的关系：足太阳膀胱经起于目内眦的睛明穴，上行入脑连接目系，与手太阳小肠经相交会。足阳明胃经经过目内眦的睛明穴，与足太阳膀胱经相接。手太阳小肠经终止于目内眦的睛明穴，与足太阳膀胱经相交会。足少阳胆经起于目外眦的瞳子髎。手少阳三焦经终止于目锐眦，与足少阳胆经相交接。手太阳小肠经上行经过目锐眦和瞳子髎。足厥阴肝经的循行直接与目系相连。手少阴心经的支脉与目系相连。

眼与奇经八脉的关系：奇经八脉是指十二经脉以外的八条经脉，与脏腑没有直接的属络关系，但是它们广泛分布于十二经脉之间，可调节全身气血。与眼相关的经脉有督脉、任脉、阴跷脉、阳跷脉和阳维脉。

督脉与足太阳膀胱经交会于目内眦。任脉循着面部走注于目。阴跷脉连属于目内眦。阳跷脉到达目内眦后与手足太阳、足阳明、阴跷脉交会于睛明穴。阳维脉经过阳白穴与眼产生关联。

衰老对眼的影响

中医学认为，人的衰老不仅与先天禀赋有关，而且与脏腑的虚衰和阴阳失调有关。随着年龄的增长，人体的功能逐渐减退，脏腑功能不足，从而引发眼病。例如，肝气通于目，肝气和则目能辨五色矣，《灵枢》曰："五十岁，肝气始衰，肝叶始薄，胆汁始灭，目始不明。"目始不明是人体衰老最早的表现，临床症状可表现为视物模糊、眼睛干涩。肾为先天之本，主藏精，主生长发育与生殖，肾气亏耗及由此产生的阴阳气血失调是造成衰老的重要原因。《素问》认为肾中精气充足与否和衰老密切相关。脾胃为后天之本，主司气血的化生。脾气健运，则身强体壮。脾气虚弱，则运化功能失常，百病丛生，从而加速衰老。心藏神而主血脉，心血充足则全身脏腑功能得以正常维持。心脏虚衰致气亏血少、寿命缩短并且早衰。肺主气，司呼吸。若肺气不足，则脏腑之气不充，各种疾病容易产生，加速早衰。老年人眼病的发生主要责之于肝、脾、肾的病变。

年迈体虚，脾虚失运，清气升举无力，睑肌失养，导致上胞下垂。或年老久病，肝肾不足，精血亏损，导致晶珠失于滋养而混浊，出现视物模糊，或固定不动的黑影，类似白内障表现。年老体虚，气血不足，神膏失于滋养，眼前黑影飘动，出现玻璃体混浊。脏腑精气虚衰，精血不足，瞳神失养，神光日渐衰微，甚至出现视物变形，黄斑区渗出、出血，类似于年龄相关性黄斑变性。中老年人多伴随气虚，气虚无力推动血行，致使血液瘀阻脉中，目窍失于滋养，出现视力急剧下降，相当于视网膜血管阻塞性疾病的表现。

参考文献

[1] Van den Bosch WA, Leenders I, Mulder P. Topographic anatomy of the eyelids, and the effects of sex and age [J]. Br J Ophthalmol, 1999, 83: 347 – 52.

[2] Faragher RG, Mulholland B, Tuft SJ, et al. Aging and the cornea [J]. Br J Ophthalmol, 1997, 81: 814 – 817.

［3］Spencer W H. Chapter 4. Sclera. In：Spencer WH, ed. Ophthalmic Pathology. An Atlas and Textbook. 4th ed. Philadelphia, PA：W. B. Saunders, Co. ；1996：334 – 371.

［4］McMenamin P G, Lee W R, Aitken D A. Age – related changes in the human outflflow apparatus ［J］. Ophthalmology, 1986；93：194 – 209.

［5］Alvarado J, Murphy C, Polansky J, et al. Age – related changes in the trabecular meshwork cellularity ［J］. Invest Ophthalmol Vis Sci, 1981, 21：714 – 727.

［6］Machova L, Kubena K, Holubova M. Collagen architecture of sclerocorneal trabeculae in relation to age ［J］. Cesk Oftalmol, 1992, 48：86 – 91.

［7］Van Heynigen R. What happens to the human lens in cataract ［J］. Sci Am, 1976, 233：70 – 81.

［8］Duncan G, Wormstone I M, Davies P D. The aging human lens：structure, growth, and physiological behaviour ［J］. Br J Ophthalmol, 1997, 81：818 – 23.

［9］Spencer W H. Chapter 8. Vitreous. In：Spencer WH, ed. Ophthalmic Pathology. An Atlas andTextbook. 4th ed. Philadelphia, PA：W. B. Saunders, Co. ；1996：623 – 666.

［10］Green W R. Chapter 9. Retina. In：Spencer WH, ed. Ophthalmic Pathology. An Atlas and Textbook. 4th ed. Philadelphia, PA：W. B. Saunders, Co. ；1996：667 – 1331.

［11］Sarks S H. New vessel formation beneath the retinal pigment epithelium in senile eyes ［J］. Br J Ophthalmol, 1973, 57：951 – 965.

［12］Rao N A, Spencer W H. Chapter 7. Optic nerve. In：Spencer WH, ed. Ophthalmic Pathology. An Atlas and Textbook. 4th ed. Philadelphia, PA：W. B. Saunders, Co. ；1996：513 – 622.

［13］Giarelli L, Falconieri G, Cameron J D, et al. Schnabel cavernous degeneration. A vascular change of the aging eye ［J］. Arch Pathol Lab Med, 2003, 127：1314 – 1319.

（梁丽娜　周维）

第2章　干眼

概述

干眼是一种多因素导致的慢性眼表疾病，泪液的质、量及动力学异常导致泪膜不稳定或眼表微环境失衡，可同时伴有眼表炎性反应、组织损伤及神经异常，造成眼部多种不适症状和（或）视功能障碍。其主要表现有干涩感、烧灼感、异物感、针刺感、眼痒、眼疲劳、畏光、眼红、视物模糊、视力波动等[1-2]。

干眼由多种原因引起，在疾病发展过程中又可以另有原因加入，因此部分患者的发病情况很难以一种原因全部解释。所以，医生在临床工作中，必须找出最主要原因，并抓住主要矛盾，这才为临床诊断指明方向。干眼患者的类别，根据干眼症的发生因素与危害因素，可分为全身因素性、环境因素性、手术相关因素性、眼局部因素性、药物相关因素性、生活方式相关因素性及其他因素性干眼；根据泪液的主要成分和泪液动力学因素加以划分，又可分为水液缺乏型干眼、黏蛋白异常型干眼、脂质异常型干眼、泪液动力学异常型干眼、混合型干眼；按照干眼的严重程度来分类，可分为轻、中、重度[2]。

全球范围的干眼发生率，一般从5.5%～33.7%不等，中国不同地区差异较大，分布于6.1%～59.1%之间。老年人干眼症的发生率显著超过了青壮年群体，有流行病学研究报道，在30～40岁群体中，老年人干眼症的发生率约为20%；70周岁以上人群中，干眼症的发生率高达36.1%，其中男子的发生率为14.9%，而女子的发生率则为22.8%[3]。干眼患者在某些职业中的发生率显著上升，干眼患者的高危群体以及易感群体大致有以下两个方面。视频终端工作人员与长时间暴露在恶劣环境中者，其中视频终端工作的主要人群有航天技术人员、视频处理及文字编辑等工作人员，其干眼的发生率可高达43.2%～47.7%；长时间暴露在高空、缺氧、大风吹拂和强烈紫外光等不良环境下的人，其干眼的发生率也较高。此外，某些相关病症也可引起干眼发生率的上升，如2型糖尿病、过敏性结膜炎、翼状胬肉、干燥综合征等。角膜屈光术后及滴眼液滥用同样可以增加干眼的患病率[4]。

中医学把干眼症归属于"神水将枯症""白涩症"的范围。中医治疗干眼有

着丰富而悠久的历史，认为此病多与肝、肾、肺相关，源于邪热留恋、肺阴不足、脾虚湿热、肝肾亏虚，阴血不足而导致津液无法正常输布滋润泽被人的五脏六腑，无法向上荣养双目而导致其失去滋养。临床上，多数是采用清热养阴润肺、补益肝肾、清利湿热等治法对症进行治疗。常用的中医治病调理方式包括中药内服、针灸、局部中药熏洗、中药穴位敷贴、穴位按摩理疗等。

基础篇

❖ 何谓干眼？病因是什么？

干眼是目前对视觉健康和日常生活质量造成不良影响的最为普遍的眼表病，既往有"办公室综合征""角结膜干燥症""干眼症"等各种命名。由于人们对干眼的认知与了解不断推进，于 2007 年第 1 次国际干眼工作小组报告（Dry Eye Workshop Ⅰ，DEWS Ⅰ）上将名称正式定义为干眼，并将它定义为一种疾病。

干眼是由多种原因所致的慢性眼表病变，是由于泪液的性质、量和动力学功能失常所引起的泪膜不稳定以及眼表微环境失去平衡，它可以伴随眼表炎性反应、组织损伤和神经异常，从而引起眼睛的各种不适症状和（或）视功能障碍。导致干眼的疾病原因比较多，甚至一个患者也可以由多个原因共同导致。常见因素主要有以下几种。

1. 眼局部因素

主要是指涉及眼睛局部的感染和其他免疫因素相关性的病变，例如过敏性结膜炎、感染性结膜炎、角膜上皮基底膜下神经纤维丛密度异常，泪腺、睑板腺、眼表上皮细胞（杯状细胞）及角膜神经功能异常，螨虫性睑缘炎、睑缘结构异常等；各种原因引起的泪液动力学异常，如眼睑皮肤及结膜松弛症、泪阜部增生、眼睑痉挛、眼型痤疮，等等。

2. 全身因素

许多全身性病变都和干眼有关，尤其免疫疾病和内分泌系统失调都会引起干眼。例如 Sjögren 综合征、Steven – Johnson 综合征、各类结缔组织与胶原血管病、糖尿病、移植物抗宿主病、严重的肝脏功能异常、甲状腺功能异常和痛风等，尤其更年期后的妇女中出现干眼患者更为常见，雄激素缺乏症、维生素 A 缺乏也更容易引起干眼。

3. 环境因素

包括空气质量差、光污染、辐射、高海拔、低湿和强风，等等。

4. 生活方式相关性因素

比如长时间使用视频播放终端频繁操作、长期近距离凝视屏幕、眨眼减少、睡眠质量差或严重不足、长时间吹空调、长期配戴软性亲水接触镜、长时间熬夜开车、眼部过度化妆以及吸烟，等等。

5. 手术相关因素

各种眼部手术都可以导致眼表面的平滑程度变化以及曲率改变等泪液动力学的异常。也可能会引起泪腺、副泪腺、睑板腺、眼表上皮细胞、角膜上皮基底膜下神经纤维丛缺失，尤其激光角膜屈光手术、白内障摘除手术等导致干眼的发病率较高，多数患者在术后 3~6 个月康复，而个别病人则可能持续较长时间。

6. 药物相关因素

主要包括涉及人体全身和局部的用药。全身性的用药，如具有抗抑郁、抗组织胺、抗胆碱、抗精神病等作用的药物，还有异维甲酸、利尿剂、避孕药物、全身化疗药物等；局部用药如抗病毒药物，抗青光眼药物（受体阻滞剂等），含一定防腐剂的滴眼液、眼膏、眼部使用的消毒剂，等等。

7. 其他因素

除了上述原因外还可有心理因素，如过度忧虑、抑郁等不良情绪也可能会引起干眼。

❖ 什么是泪膜？

泪膜是泪液在结膜囊均匀地分布，形成一层液体的薄膜。泪膜的厚度只有 7~10μm，是相当薄的。它从内到外可以分为黏蛋白层、中间水液层和脂质层。最内层黏蛋白层的厚度只有 0.02~0.1μm；中间层水液层是泪膜的主体，平均厚度 7~10μm，占了泪膜厚度的 98%，它能保持角膜、结膜的湿润，是维持泪液正常行使泪液生理功能的主要部分；最外层的脂质层厚约 0.1μm，它的作用是防止水样的泪液直接与空气接触，从而减少蒸发。其实三层泪膜是渐变的，没有清晰的界限。泪膜具有保持眼球湿润和改善眼睛屈光性能的作用。

❖ 干眼如何分型？

1. 水液缺乏型干眼

因水液性泪液生成不足和（或）质的异常而引起，如 Sjögren 综合征和许多全身疾病引发的干眼。

2. 脂质异常型干眼

由于脂质层的质或量出现异常而引起，如睑板腺功能障碍、睑缘炎及各种引

起泪液蒸发增加等因素造成的干眼。

3. 黏蛋白异常型干眼

由于各种因素异常造成眼表杯状上皮细胞受损伤所致。目前，有关医学研究通过结膜印迹细胞检查法以及进行蕨样试验可直接了解黏蛋白缺乏，然而临床上还没有直接检测黏蛋白缺乏的方式，丽丝胺绿和虎红染色能够间接表明缺乏黏蛋白覆盖的区域。临床眼表药物的毒性损伤、化学性眼外伤、热烧伤及角膜缘功能障碍、长期佩戴接触镜等造成的干眼，一般属于此种类型。

4. 泪液动力学异常型干眼

因双眼泪液的各种动力学异常所引起，包括双眼瞬目异常（例如双眼瞬目运动频率明显降低、不完全瞬目等）、泪液排出出现异常、结膜松弛和眼睑异常等引起的干眼。本类别的干眼包括某些视频终端综合征及各种原因导致的神经麻痹性或暴露性眼睑闭合不全。

5. 混合型干眼

该类型是临床最为常见的干眼类型，是由以上两种或两种以上因素所引发的干眼。实际上大部分患者在干眼疾病早期都仅仅是单一型干眼，因疾病没有得到有效治疗和控制，逐渐发展为混合型干眼。明确患者早期的干眼类型，对疾病的诊断和后续治疗都有益处。

❖ 如何区分干眼轻、中、重度?

1. 轻度

裂隙灯显微镜下检查无明显眼表损伤体征（角膜荧光素染色点 <5 个），泪膜破裂时间（BUT）在 2s 及以上。

2. 中度

裂隙灯显微镜下检查角膜损伤范围不超过 2 个象限和（或）角膜荧光素染色点 ≥5 个且 <30 个，BUT 在 2s 及以上。

3. 重度

裂隙灯显微镜检查角膜损伤范围 2 个象限及以上和（或）角膜荧光染色点 ≥30 个，BUT <2s。角膜荧光素染点融合成粗点、片状或伴有丝状物。

一个判断干眼严重程度的重要指标是泪液分泌量，由于 Schirmer 试验检查的稳定性及重复性不尽人意，所以没有把其结果作为干眼严重程度分类的指标。不过在某些情形下，它也可以用作参考指数，例如 Schirmer 试验结果是 0，就可以看作是重度干眼。

❖ 干眼的中医病因病机是什么？

中医将干眼归属于"神水将枯症""白涩症"等范畴，在古代医籍中早已有相关论述，其具体病因病机根据《中医临床诊疗指南释义·眼科疾病分册》分述如下[7]。

1. 邪热留恋

暴风客热或天行赤眼迁延不愈，余邪未清，隐伏于肺脾之络，影响津液输布，目失濡养，而致本病。

2. 肺阴不足

外感燥热之邪内客于肺，久病伤阴致肺阴不足，或近距离精细、伏案工作，长时间盯注视屏，瞬目运动减少，或久经风沙尘埃、暴露于强光之下，或滥用眼药，药毒久储，均可耗伤肺阴，使肺阴不能上润于目，目乏津液濡润而干涩不爽，不耐久视发为本病。

3. 脾虚湿热

久坐少动，气血运行失畅或恣食肥甘厚腻，损伤脾胃。脾胃虚弱，湿热内蕴，影响津液正常输布，运化水湿失职，清阳不升，气化不利，津液不能上承于目而导致本病。

4. 肝肾亏虚，阴血不足

因伏案工作日久，或因熬夜、失眠等损伤肝肾之阴液，肝肾阴虚，精血亏虚，则泪液生化之源不足，致泪液生化无源，或阴虚火旺，虚火上炎，津亏泪少，目失润泽生燥，而发为本病。

诊断篇

❖ 干眼常用的检查技术有哪些？

1. 干眼问卷

干眼症状的呈现方式多种多样，主要有眼干涩、异物感、烧灼感、眼痒、疼痛、眼红、视觉疲劳、视物模糊不清、视力波动，等等。对其评价必须定量，并根据发生危险因素和临床特点设计问卷量表，这就给临床上提供了简便、易行的初级评价方式。对眼表的不适症状、视觉功能、心理状况以及生活质量等做出了分析，同时还对病史，尤其干眼等相关的风险因素做出了量化评估，以便协助眼科专业医生做出初步判断。临床上常见的干眼问卷量表有中国干眼问卷量表、

OSDI 量表、DEQ - 5 量表、SPEED 问卷等。

2. 泪膜稳定性检测

泪膜稳定性丧失，主要表现为泪膜的破裂时间减少，以及泪膜形态变化。检验方式大致分为下列两类。

（1）荧光素染色泪膜破裂时间：为目前临床上较常见和采用的方式，需于常温、相对湿度适当、避光好的室内环境下进行。标准检测方法：使用无多余残留的抗生素滴眼液湿润荧光素试纸接触下眼睑睑缘，或者用灭菌滴管吸取 1% 荧光素钠溶液（2μl）滴于结膜囊，患者瞬目 3 ~ 4 次使荧光素涂布于眼表，双眼平视前方，从最后一次瞬目至角膜出现第一个黑斑的时间即为泪膜破裂时间，测量 3 次取平均值。

（2）非接触式泪膜破裂时间：采用 Placido 环投射的原理，并结合自动解析软件，以测定泪膜随时间而破裂的位点与持续时间。NIBUT 的重复性和传统 FBUT 测定值的一致性长期处于争论之中，不过由于此方法对于眼表的干扰程度很小，近年来已逐步在临床推广应用。FBUT 检测方式相对简单，适于临床应用，但属于侵入性检测，在一定程度上影响了泪膜的真实状况，所以对达到临界范围的干眼患者，检测结果会出现误差。NIBUT 检查还需提高敏感度、精确度和可重复性，才有望作为反映泪膜稳定性的主要指标。

3. 泪液分泌量检测

泪液分泌量反映了泪腺和副泪腺等眼表组织的分泌功能和泪液产生与清除的动态平衡，检查的方式分为以下三种。

（1）泪河高度测量：泪河高度是指裂隙灯显微镜下观察泪液与睑缘交接处形成的内凹形弧面的高度，通过测量泪液储留的高度，从而间接评估泪液分泌量，当泪河高度≤0.35mm 则表明泪液分泌减少。泪河高度也可选择眼表综合分析仪的分析软件进行测量，泪河高度≤0.2mm 为干眼诊断的界值。泪河高度测量对患者眼部的刺激性小，但易受到眼睑解剖因素影响，尤其当患者有眼睑皮肤松弛、球结膜松弛、睑内外翻、眼睑瘢痕及泪器等疾病，该测量方式的变异度较大。

（2）泪液分泌试验（Schirmer 试验）：主要包括 Schirmer Ⅰ 和 Schirmer Ⅱ 两种，Schirmer Ⅰ 试验是无麻醉测试，反映主泪腺的分泌功能（生理分泌）；Schirmer Ⅱ 试验是表面麻醉后测试，反映的是副泪腺的分泌功能（基础分泌）。具体方法：使用 Schirmer 试纸（5mm×35mm），将头端向内侧对折置于下眼睑外中1/3 交界处的结膜囊，测量 5min 内泪液浸湿试纸的长度。此方法的局限性是重复性不强。对泪液分泌量的检测来说，诊断重度水液缺乏型干眼的重要方法之

一是无麻醉 Schirmer Ⅰ，如干燥综合征（Sjögren's syndrome，SS），但由于它是侵入性检查方式，并且检测结果变异性很大，使结果不稳定，尤其是睑板腺功能障碍（meibomian gland dysfunction，MGD）继发的脂质异常型干眼，这类干眼主要是由于泪液的质发生了变化导致泪液分泌量的少量减少，所以在放入试纸时，出现的反射性溢泪很可能会掩盖真正结果。

（3）酚红棉线检查：该检查的操作方法是将酚红棉线放在下眼睑外中 1/3 交界处的结膜囊，测量放置 15s 后，经过泪液湿润的棉线变色的长度，当其长度≤20mm 即表明泪液分泌减少。棉线检查相对于 Schirmer 试纸对眼部刺激小，患者接收度更高。酚红棉线检查引起反射性泪液分泌的程度较轻，能够作为 Schirmer Ⅰ试验的一种补充检查方法，从而提高水液缺乏型干眼诊断的准确性。

4. 眼表细胞染色

当眼表细胞的完整性受损伤的时候，就能够被特定染料染色，眼表损伤越严重染色的程度就越深。所以，眼表细胞染色的检测可以表明上皮细胞屏障功能是否正常以及其是否完整，是评价干眼严重程度的指标之一。荧光素钠染色法是临床最常见的方法，使用荧光素钠检测试纸接触角膜、结膜上皮、下眼睑睑缘的缺失用裂隙灯显微镜的钴蓝光观察可出现绿色点、片状着染以及缺损溃疡等不同的形态。另外，丽丝胺绿和虎红能够使变性或死亡的上皮细胞被染色，还能够把缺乏黏蛋白的上皮细胞染色，这就一定程度上为诊断黏蛋白缺乏型干眼提供了依据。要注意的是，虎红刺激性比较大，对细胞具有一定程度的毒性。

5. 眼科影像学检查

（1）激光角膜共聚焦显微镜：其功能是对角膜内免疫炎症细胞数量、神经纤维形态及密度做出科学分析，提供诊断信息，从而评估干眼的炎性反应和神经纤维改变。不过，它也有一定的缺陷，它所提供的成像范围较为狭窄，并且没有专业的量化分析软件。

（2）泪液干涉成像：一般情况下，正常人的瞬目眨眼频率是每分钟 10～15 次。泪液干涉成像设备能够对患者眨眼的频率以及完全度进行分析，并且可以对泪膜脂质层厚度自动进行测量。

（3）睑板腺成像：通过红外图像技术可以透视观察睑板腺的形态，看到睑板腺有无缺失及其形状改变，是一种客观地评估睑板腺形态改变的检测方式。

6. 睑缘及睑板腺检查

睑缘及睑板腺是组成泪膜功能单位的重要结构。睑板腺功能障碍是临床最常见的引起干眼的原因。对睑缘和睑板腺进行检查能够评估它的形态改变，对于诊断睑板腺功能障碍具有非常重要的意义。

（1）睑缘异常征象：睑板腺功能障碍患者通常可以发生睑缘增厚、圆钝、形状不规则，另外，有睑缘充血、毛细血管扩张以及新生血管形成，还有 Marx 线（皮肤黏膜交界处）前移或睑板腺开口后退，以及睑板腺开口异常表现，例如开口隆起、脂栓，等等。睫毛异常则会出现袖套征，可以进一步进行螨虫相关检查。

（2）眼睑刷检查：眼睑刷的位置在睑缘内缘，起于睑板腺开口后方皮肤黏膜交界处，也可以与 Marx 线相邻，止于睑板下沟睑缘侧，眼睑刷在瞬目时与眼球的表面发生接触，让眼表布满泪液，使泪膜形成以及维持保护眼表细胞的完整性是它的主要功能。

（3）睑板腺形态和功能检查：诊断睑板腺功能障碍的常规检查之一是检查睑板腺形态和功能。方法除了通过对睑板腺进行影像学检查，评估睑板腺缺失程度，还能够通过观察睑板腺开口状态，挤压眼睑检查睑酯排出难易程度和性状来进行判断。

❖ 干眼的诊断标准是什么？

患者主诉眼部有干涩、异物、烧灼感，视疲劳、眼红、视力下降等主观症状其中之一，中国干眼问卷量表 ≥7 分或眼表疾病指数（OSDI）≥13 分；并且，FBUT≤5s 或 NIBUT<10s 或者 Schirmer Ⅰ试验（无麻醉）≤5mm/5min，即可以诊断干眼[5]。

患者有干眼相关的症状，中国干眼问卷量表 ≥7 分或 OSDI≥13 分；并且，FBUT>5s 且≤10s 或 NIBUT 为 10～12s，Schirmer Ⅰ试验（无麻醉）>5mm/5min 且≤10mm/5min，则应该采用荧光素钠染色法来检查角结膜，染色阳性（≥5 个点）可诊断干眼[5]。

严重程度可以依据泪膜稳定性和荧光素钠染色法评分，在干眼诊断的基础上做出分级。合理诊断干眼，分析关键指标的异常程度，有助于初步判断干眼的分型。当患者泪液分泌显著减少时（Schirmer Ⅰ试验≤2mm），则可认为是水液缺乏型干眼；如果患者泪膜稳定性显著下降（FBUT 或 NIBUT≤5s），但是泪液分泌量仅仅是轻度异常（Schirmer Ⅰ试验 5～10mm），则可以考虑是脂质异常型干眼。另一方面，在诊断过程中不能忽视干眼症状与体征分离情况，对它们进行分析。患者如果未出现症状或者症状比较轻微，但是泪膜功能或者眼表损伤明显，也应诊断为干眼。这一类患者在角膜敏感性或角膜共聚焦显微镜检查时，往往表现为角膜神经结构或功能受损引起的角膜知觉不敏感。如果患者干眼症状明显但体征相对轻微，应该考虑是否有其他因素导致角膜神经病理性疼痛。

❖ 干眼与其他眼表疾病如何鉴别？

表 2 –1　干眼与其他眼表疾病的鉴别

	干眼	视疲劳	慢性结膜炎	过敏性结膜炎
病因	泪液的质和量异常或流体动力学障碍	屈光参差	多种原因引起的结膜组织慢性炎症反应	接触过敏原
主要症状	眼部干涩、异物感等	眼畏光、酸胀、疲劳	眼部异物感、痒、畏光、流泪	眼痒、眼红
常见体征	泪膜功能异常，眼表细胞染色阳性	眼部体征轻微	结膜渗出物、乳头或滤泡增生	结膜充血，睑结膜乳头增生，黏丝状分泌物
辅助检查	干眼相关检查	集合调节功能检查、综合验光检查	结膜刮片细胞学检查	过敏原测试、结膜刮片染色

❖ 干眼如何辨证分型？

本病的主要临床表现是眼常干涩不爽，瞬目频频，微畏光，灼热微痒。检视白睛，不红不肿或隐见淡赤血络，眦头或有白色泡沫状眼眵，睑内如常或微见赤丝细脉，黑睛于显微镜下或见细小星翳。其具体分型根据《中医临床诊疗指南·眼科疾病》分述如下[6]。

1. 邪热留恋证

本证常见于暴风客热或天行赤眼治疗不彻底，或风、热、燥、湿等病邪伤目过久后，致白睛遗留少许赤丝细脉，迟迟不退，睑内亦轻度红赤，可有少量眼眵及畏光流泪、干涩不爽等；苔厚，脉浮。

2. 脾胃湿热证

眼内干涩隐痛，眼眦部常有白色泡沫状眼眵，白睛稍有赤脉，病程持久难愈；可伴有口黏或口臭，便秘不爽，溲赤而短；舌苔黄腻，脉濡数。

3. 肺阴不足证

目珠干燥无光泽，白睛微红，灼痒磨痛，眼眵干结微黄；口干鼻燥；舌质红少津，脉细数。

4. 肝肾阴虚证

眼干涩畏光，双目频眨，视物欠佳，白睛隐隐淡红，久视则诸症加重；全身

可兼见口干少津，腰膝酸软，头晕耳鸣，夜寐多梦；舌质红，苔薄，脉细数。

治疗篇

❖ 干眼的主要治疗原则是什么？

干眼的治疗原则是根据干眼的类型和程度给予个体化治疗，同时使患者适应慢病管理体系。治疗方案的基本原则是从简单到复杂、从无创到有创[7]。

中医依据辨证论治采用滋阴润肺、宣畅气机、补益肝肾、清热利湿等治法。

❖ 干眼主要有哪些治疗方法？

1. 针对病因治疗

导致干眼的原因复杂多端，如不健康的生活习惯及工作方式、与年龄有关的内分泌影响、精神心理因素、环境污染、全身性病变、眼局部疾病以及应用药物的影响等。每例患者的发病原因可能是单个因素，也可能多因素混杂。首先根据已知的原因着手治疗，缩短电子产品的应用时间，并且增加有效瞬目，对工作、生活环境进行改变，例如不熬夜、改正不好的用眼习惯、矫治眼睛屈光不正等，针对因睑缘疾病所造成的干眼，应该积极处理睑缘疾病，如进行睑缘清洁；对全身免疫疾病或其他疾病所致的干眼，应协调有关专科联合处理原发病。

2. 药物治疗

包括以下几个方面：①润滑眼表和促进修复。②抗炎治疗。③抗菌药物治疗，当合并有细菌感染时可应用抗菌治疗，如合并有感染睑缘炎。

3. 非药物治疗

详见"非药物治疗方法有哪些？"

❖ 目前眼科临床常用于治疗干眼的药物有哪些？

1. 人工泪液

玻璃酸钠眼液、聚乙二醇眼液、聚乙烯醇眼液、羧甲基纤维素眼液等，使用频率是 4 次/天，也可以根据病情的发展状况增加或者减少使用次数。

2. 促进泪液分泌的滴眼液

目前在中国及部分亚洲国家临床使用的促进泪液分泌药物是促黏蛋白分泌的P2Y2 受体激动剂（如地夸磷索钠滴眼液）。

3. 促眼表修复的滴眼剂

目前主要有成纤维细胞生长因子、表皮生长因子、维生素 A 等为主要有效成分的滴眼剂，这些药物具有促进角膜上皮增生、维护眼表微环境的作用。

4. 眼用血清制剂

常用的眼用血清制剂主要是自体血清和小牛血去蛋白提取物眼部制剂，自体血清制剂含有多种生物活性成分，能够对眼表上皮修复起促进作用，有益于眼表微环境，适合多种因素引起的中、重度伴有眼表上皮损伤及角膜神经痛的干眼。

5. 抗炎药物

目前临床应用的抗炎药物主要包括 3 类，即糖皮质激素、非甾体类抗炎药和免疫抑制剂。

（1）局部用抗菌药。

（2）甲硝唑凝胶：主要用于与蠕形螨或厌氧菌感染相关的睑缘炎及干眼。

（3）红霉素、金霉素眼膏：主要用于睑缘炎和伴炎性反应的睑板腺功能障碍。

❖ 干眼常用药物如何选择？

依据干眼的不同类型、程度和患者使用的舒适度等因素综合进行个性化的选择。黏稠度比较低的人工泪液适合轻度干眼，黏稠度比较高的人工泪液适合中、重度干眼。睑板腺功能障碍等因为脂质层异常引起的干眼，则需优先选择成分中含有脂质的人工泪液。需要高频率（如每天 6 次以上）长期使用人工泪液的患者，应该优先选择不含防腐剂的人工泪液。眼用凝胶、膏剂因为在眼表面维持的时间相对较长，适合用于重度干眼，由于它的使用会导致短暂的视力模糊和眼部不适，在睡前使用更佳。出于不同患者对不同人工泪液舒适度的感受会存在个体之间差异的考虑，医生应该以治疗原则为基础选择患者舒适度高以及依从性较好的滴眼剂。

❖ 抗生素如何使用？

甲硝唑主要用于蠕形螨或者厌氧菌感染引起的睑缘炎及干眼，使用方法是在睑缘局部涂抹 2% 甲硝唑凝胶，每天早、晚各 1 次，一般持续 2～3 个月，从而减少睑缘蠕形螨的数量。需要注意的是，使用期间药物会损伤眼表引起不良反应。红霉素、金霉素眼膏主要用于睑缘炎和伴炎性反应的睑板腺功能障碍，使用方法是局部涂抹在睑缘，每天早、晚各 1 次，一般持续 2～4 周。

❖ 不同严重程度干眼的治疗方案分别是什么？

1. 轻度干眼

进行健康宣传教育，如改变生活环境、膳食，改善睡眠品质，增强体育训练，减少心理压力，减少或者停止使用有严重不良反应的全身及局部用药，人工泪液按要求使用，或者在局部应用促进泪液分泌滴眼剂，必要时开展眼睑物理治疗。

2. 中度干眼

以轻度干眼的治疗方式为基础，选用较稠的人工泪液，也可以选择眼用凝胶，或者佩戴湿房镜。对于合并眼表炎性反应的患者，可联合使用抗炎药物治疗。对于水液缺乏型干眼患者，可在有效控制眼表炎性反应之后进行泪道栓塞，同时可以配合中医针灸治疗，或中医辨证论治口服中药。

3. 重度干眼

以中度的治疗方式为基础，选择促进眼表恢复的药物或血清制剂，也可以配戴治疗性角膜接触镜，并根据患者病情选择合适的手术疗法。如果合并全身，尤其自身免疫的病变，应该综合给予治疗。着重发现能加重干眼的原因，例如眼睑闭合不完全、瞬目异常、严重睑板腺功能障碍等，并予以适当的治疗方法。

❖ 非药物治疗方法有哪些？

1. 物理治疗

（1）睑缘清洁：若睑缘有炎症发生，或有蠕形螨，或脂质堆积的患者，可选择睑缘清洁，对于治疗眼睑异常特别是睑缘炎及干眼十分关键。通过茶树油的衍生物 4 – 松油醇、秋葵以及含有次氯酸等有抗炎、抗菌、防寄生虫功能的眼部用专业湿巾和清洗液清洁睑缘。

（2）热敷熏蒸：利用局部加热，促使黏稠度增加的睑酯恢复流动性，利于它的排出，让睑板腺腺体的功能得到改善和恢复。可以通过热毛巾、蒸汽眼罩或家庭常用的热敷物品进行热敷，一般建议在热敷睑板腺时的水温达到 $40 \sim 45℃$，并持续 $10 \sim 15$ 分钟。选择去医院应用专业的眼部熏蒸设备定期熏蒸，能更好地促使睑板腺睑酯的流动与排出。采用中药，如野菊花、桑叶、菊花、金银花和密蒙花、决明子等水煎剂，置凉，过滤，取一定量放入超声雾化仪器，进行超声雾化熏蒸，依据情况调节雾化器的温度。

（3）睑板腺按摩：在医院可以进行专业的睑板腺按摩，可用玻棒法、睑板垫法、镊子挤压法等。患者在家也可以自行进行手指按摩，但由于挤压的力量有

限，所以只适合于轻微的睑板腺阻塞者。专业睑板腺按摩力量较大，且挤压得更加彻底，疗效更佳，所以对于中、重度睑板腺阻塞者来说，应选择去医院进行专业睑板腺按摩。对睑板腺严重堵塞的患者，可以选择使用细小的探针穿刺，以利于睑板腺睑酯的顺利排出。

（4）强脉冲光治疗：强脉冲光源作为目前相对新的一个睑板腺功能障碍导致脂质异常干眼的治疗方法，它能够透过热效应、光调节功能等减轻眼睑缘的炎性反应、除螨，从而减轻睑板腺功能障碍相关干眼患者的症状与体征。

（5）热脉动治疗：该治疗主要适用于脂质异常型干眼，它能够使上、下眼睑的睑结膜面直接加热，与此同时，它能够对睑板腺进行脉冲式按摩。这种独到的设计很好地避免在睑板腺治疗时对角膜和眼球加热挤压，从而极大地提高了治疗的安全性，让患者的依从性得到增加。

（6）泪道栓塞或泪点封闭：该疗法主要针对水液缺乏型干眼，但对于其他型干眼患者亦有一定功效。对点用人工泪液难以减轻症状的中、重度干眼患者，可考虑行泪道栓塞或泪点封闭。通过对泪小点或泪小管的暂时或永久封闭，让泪液排出的途径部分或者全部封闭，从而使自然泪液在眼睛表面停留更长时间。泪道栓一般分为两种，包括暂时性（可吸收型）和永久性（不可吸收型），临床普遍选用暂时性泪道栓以及方便取出的永久性泪道栓。具体方法是先进行泪道冲洗，根据患者泪道不同选择合适泪道栓，将其放入泪小管。泪小点封闭术是永久性封闭泪小点，仅适合无法使用或不能耐受泪道栓的患者，进行泪小点封闭之前需要对患者进行综合评估。

（7）湿房镜：湿房镜通过创造一种相对封闭的环境，使眼表暴露与空气流通而引起的泪液蒸发减少，起到了存储泪液、改善泪膜的作用。有些湿房镜带有释放水蒸气装置，对眼表保湿更加有益处。湿房镜特别适合于使用常规护理方法但效果较差的各类型干眼患者。

（8）治疗性角膜接触镜：伴有角膜上皮损伤或者非感染性睑缘病变相关干眼的患者适合选择高透氧的治疗性软性角膜接触镜或巩膜镜。该疗法可短期内让干眼的症状和体征得到改善，但不适合长期佩戴，过长时间佩戴或有感染风险。在佩戴期间，必须严格按期复查，并密切关注角膜损伤状况。

2. 手术治疗

针对严重干眼，泪液分泌量显著下降，有可能造成视力严重损害的患者，以及使用常规处理方式效果较差的干眼患者，可以考虑手术治疗。手术治疗的方法主要有睑缘缝合术、羊膜移植术、颌下腺和唇腺移植术等。

❖ 中医眼科对干眼如何辨证论治？

其具体辨证论治根据《中医临床诊疗指南·眼科疾病》分述如下[6]。

1. 邪热留恋证

主症：白睛遗留少许赤丝细脉，迟迟不退，睑内亦轻度红赤，可有少量眼眵及畏光流泪、干涩不爽，苔厚，脉浮。

治法：清热利肺。

主方：桑白皮汤（《审视瑶函》）加减。

组成：桑白皮 10g，泽泻 10g，黑玄参 6g，甘草 3g，麦门冬 6g，黄芩 10g，旋覆花 3g，菊花 3g，地骨皮 10g，桔梗 6g，白茯苓 10g。

2. 脾胃湿热证

主症：眼内干涩隐痛，眼眦部常有白色泡沫状眼眵，白睛稍有赤脉，病程持久难愈。兼见口黏或口臭，便秘不爽，溲赤而短。舌苔黄腻，脉濡数。

治法：清利湿热，通畅气机。

主方：三仁汤（《温病条辨》）加减。

组成：杏仁 15g，飞滑石 18g，白通草 6g，白蔻仁 6g，竹叶 6g，厚朴 6g，生薏苡仁 18g，半夏 15g。

3. 肺阴不足证

主症：目珠干燥无光泽，白睛微红，灼痒磨痛，眼眵干结微黄。兼有口干鼻燥。舌质红少津，脉细数。

治法：滋阴润肺。

主方：养阴清肺汤（《重楼玉钥》）加减。

组成：大生地 6g，麦冬 4g，生甘草 2g，玄参 5g，贝母 3g，丹皮 3g，薄荷 2g，炒白芍 3g。

4. 肝肾阴虚证

主症：眼干涩畏光，双目频眨，视物欠佳，白睛隐隐淡红，久视则诸症加重。兼有口干少津，腰膝酸软，头晕耳鸣，夜寐多梦。舌质红，苔薄，脉细数。

治法：补益肝肾，滋阴养血。

主方：杞菊地黄丸（《医级》）加减。

组成：熟地黄 24g，枸杞子 9g，菊花 9g，山茱萸 12g，山药 12g，茯苓 9g。

辨证针灸选穴：针刺治疗选睛明、攒竹、四白、承泣、太阳、丝竹空、阳白等眼周穴，每次选 3～4 穴，平补平泻手法，每日 1 次，每次留针 30 分钟，10 日

23

为 1 个疗程。

表 2 – 2 干眼针灸治疗常用穴位

穴名	位置	归经及功效
睛明（BL1）	眼内眦内 1 分许	手太阳小肠经、足太阳膀胱经、足阳明胃经、阳跷脉与阴跷脉的会穴；功效：祛风，清热，明目
攒竹（BL2）	眉头内侧凹陷处	足太阳膀胱经；功效：清热明目，散风镇痉
丝竹空（TE23）	眉梢凹陷处	手少阳三焦经；功效：降浊除湿，清热明目
阳白（GB14）	瞳孔直上，眉上 1 寸	足少阳胆经穴；功效：疏风清热，清头明目
承泣（ST1）	瞳孔直下，当眼球与眶下缘之间	足阳明胃经；功效：疏风清热，泻火解毒
四白（ST2）	目正视，瞳孔直下，当眶下孔凹陷处	足阳明胃经；功效：散发脾热，向天部提供水湿
太阳（EX – HN5）	眉梢与眼外眶之间向后 1 寸凹陷处	经外奇穴；功效：清热消肿，止痛舒络

预防篇

❖ 干眼可以治愈吗？

干眼的治疗目标是缓解症状，保护视功能。治疗时应尽可能去除病因，轻、中度干眼具有可逆性，因此重在缓解症状，以改善生活质量。严重干眼病因复杂，所以要以治疗原发病为基础，选择合适的治疗方法缓解干眼症状并保护视功能。

❖ 干眼防治常用的养生保健方法有哪些？

1. 生活习惯

避免长期或连续使用电子产品，一般在连续使用 40 分钟后，要休息 5 ~ 10 分钟，并极目远眺或做眼保健操；保持良好的工作姿势，屏幕要低于眼睛，即让电脑屏幕低于人眼平视下约 15 度，人眼和显示器之间的间距要维持在 60cm 以上，环境灯光要柔和，显示器灯光也不要过亮；经常眨眼，提高眼球的湿润度；可在桌上放置加湿器，提高室内空气湿度；减少配戴隐形眼镜；适当锻炼，增强体质，防止身体过于疲惫，保证充分睡眠；避免风沙烟尘刺激；少食辛辣，等等。

2. 心理

患者要注意避免情绪激动，保持心情愉快舒畅，遵医嘱，按时按量用药。

◀ 结语

干眼作为一种多因素疾病，治疗宜多方位综合考虑，以提高临床疗效。干眼治疗中强调有针对性个体化治疗的理念，治疗方法的选取及多方法结合均须基于干眼的发病因素、机制及具体病情。中西医结合治疗干眼取得了一定成效，治疗干眼需要有整体观念，中医辨证论治对于干眼治疗具有很大的潜力，特别是针灸和中药治疗有极大优势，发挥我国传统医药的优势，值得我们进一步探究。尽管目前临床上应用于干眼患者的检查方法和诊断方式多种多样，但许多方式都具有主观性较强、缺少客观定量指标和分析的局限性。同时，干眼发病机制的复杂性也需要联合应用更多检查技术，以提高诊断效率和特异性。

参考文献

［1］刘祖国，谢立信，孙旭光，等．干眼临床诊疗专家共识（2013 年）［J］．中华眼科杂志，2013，01：73 - 75.

［2］中国干眼专家共识：定义和分类（2020 年）［J］．中华眼科杂志，2020，06：418 - 422.

［3］Sahai Anshu，Malik Pankaj，Dry eye：prevalence and attributable risk factors in a hospital - based population.［J］．Indian J Ophthalmol，2005，53：87 - 91.

［4］韦振宇，刘含若，梁庆丰．我国干眼流行病学的研究进展［J］．中华眼科医学杂志（电子版），2020，01：46 - 50.

［5］中国干眼专家共识：检查和诊断（2020 年）［J］．中华眼科杂志，2020，10：741 - 747.

［6］金明．中医临床诊疗指南释义·眼科疾病分册［M］．北京：中国中医药出版社，2015.

［7］中国干眼专家共识：治疗（2020 年）［J］．中华眼科杂志，2020，12：907 - 913.

（宋剑涛　樊华）

第3章 年龄相关性白内障

概述

年龄相关性白内障（age-related cataract，ARC）是与年龄密切相关、晶状体发生混浊的一种最常见的致盲性眼病，也是最常见的白内障类型，也称作老年性白内障。通过裂隙灯检查，60岁以上的老年人大约96%可以发现晶状体不同程度及不同形式的混浊[1]。关于白内障患病率的系统评价和Meta分析显示，年龄相关性白内障男性患病率从45~49岁的3.23%上升到85~89岁的65.78%；女性患病率从45~49岁的4.72%上升到85~89岁的74.03%[2-3]。早期大多数病例病情进展缓慢且不影响视力，因晶状体混浊而影响视力或视觉质量，此时年龄相关性白内障的诊断才真正具有临床意义。

白内障的发生与环境、营养、代谢和遗传等多种因素有关，晶状体的氧化损伤在这类白内障的形成过程中起主要作用。流行病学研究表明，紫外线照射、酗酒、吸烟、妇女生育多、心血管疾病、精神病、外伤等与年龄相关性白内障的形成有关[1]。截至2020年，据世界卫生组织估计，全世界50岁以上人群中，白内障为首位致盲性眼病，大约有1520万，随着人口老龄化呈继续上升趋势，至2050年可能达到5000万[4]。

如果白内障已经影响视力或视觉质量，手术是唯一有效的治疗方式。目前白内障手术已不再只是单纯的复明手术，可以通过白内障手术同时解决老视、角膜散光、高度近视，更进一步地提高患者的视觉质量。2017年中国每百万人白内障手术例数达2205，每百万人白内障手术例数（cataract surgery rate，CSR）已从1999年的318提升至2017年的2205，升高近7倍，近些年我国的CSR指数进一步提高[5]。

年龄相关性白内障在中医学中属于"圆翳内障"的范畴[6]，根据混浊的部位、形态、程度及颜色等不同，分别称为浮翳、沉翳、冰翳、横翳、散翳、枣花翳、偃月翳、白翳黄心、黑水凝翳等。本病多见于老年人，因年老体衰，肝肾亏虚，精血不足，气血虚弱，不能上荣于目，或脾胃虚衰，五脏六腑之津液不能上输于目等所致。运用中医治未病的理念进行干预，可以延缓早期白内障的进展。

基础篇

❖ 什么原因导致了 ARC 的发生及发展？其病因及发病机制是什么？

迄今为止 ARC 的病因和发病机制仍不明确，研究证实了年龄、性别、吸烟、紫外线辐射、遗传易感和环境因素均可影响 ARC 的疾病进展[7-8]。其发生与放射和自由基损伤，营养物质、化学物质缺乏和抗生素的使用，葡萄糖、半乳糖等代谢障碍，脂质过氧化产物损伤等多种因素相关，其他因素如衰老、遗传基因等也是一个重要方面[1]。其中最具有普遍意义的环节是氧化损伤，各种理化因素均可通过不同途径导致晶状体自由基产生，晶状体上皮细胞（lens epithelial cells，LECs）DNA 氧化损伤修复能力的不足对 ARC 发生发展具有重要作用[9]。氧化损伤修复基因切除修复交叉互补组 6（excision repair cross - complementation group 6，ERCC6）基因在 ARC 患者 LECs 中的表达明显下调，从而导致 DNA 氧化损伤修复过程受阻，该基因缺失可能是个体易患白内障的遗传因素之一[10]。氧化受损的晶状体纤维细胞，逐渐被挤压到中心，蛋白质光化学产物逐渐堆积，导致光化学反应产生更多的氧自由基，蛋白质损害最终导致色素沉积和透光性丧失，处于核心部的晶状体纤维是晶状体内最老化的纤维，蛋白质合成能力几乎丧失，因此，核心部位年老的晶状体纤维最易受到氧化损伤，发生混浊[11]。

白内障中晶状体蛋白质等成分改变：晶状体透光性和屈光度与水溶性晶状体结构蛋白含量有关。随着年龄增长和温度降低，α - 晶状体蛋白易于发生凝集，这种蛋白结构上的改变可以导致光的散射，从而影响晶状体的透明性，随年龄增长，晶状体中水溶性蛋白（Water soluble protein，WSP）含量降低，不溶性蛋白（Insoluble protein，WIP）含量升高，当年龄相关性白内障发生时，晶状体中游离氨基酸含量随白内障发展而逐渐降低，尤以谷氨酸降低为显著，进一步影响谷胱甘肽的合成，当蛋白配基氨基酸蓄积到一定程度，使细胞膜孔开大或细胞膜破裂，致氨基酸及可溶性成分通过晶状体囊膜漏出，蛋白丢失和水分的蓄积，使晶状体纤维发生水肿、变性，晶状体透明度下降，最终导致白内障形成[12]。

年龄相关性白内障中钙 - 钙调蛋白（Ca - CaM）异常，Ca^{2+} 升高，高钙激活晶状体细胞 Calpain Ⅰ、Ⅱ引起晶状体蛋白异常水解，晶状体 Ca^{2+} 升高是许多因素作用的结果，也是多种病因导致白内障发生、发展的启动因子，已有人使用钙通道阻断剂维拉帕米（verapamil）预防白内障的发生[13]。

❖ 年龄相关性白内障发生、发展的危险因素有哪些?

与长期暴露于紫外线有关,尤其是长波紫外线,容易穿透角膜被晶状体有效吸收。流行病学研究提示,长期暴露于太阳光下可明显增加人类患白内障的危险性[14]。严格控制紫外线照射累积剂量的实验发现,发生皮质性和后囊膜下混浊的危险性同累积剂量呈正相关[15]。

糖尿病人群白内障发病率较正常人群明显增高,随着血糖水平的增高,白内障的发病率也有增高趋势,糖尿病患者发生年龄相关性白内障明显提前[16]。不同流行病学研究结果的高度一致性提示我们应对糖尿病患者的晶状体进行定期检查。此外,高血压、低 BMI 指数与白内障发生相关[17]。

光、热、电磁、微波辐射等损伤,可使活性氧如过氧化氢、超氧化物阴离子、单态氧和羟自由基参与氧化反应,造成晶状体损伤[18]。

药物:长期全身或局部应用大剂量糖皮质激素,可产生后囊膜下混浊,其形态与辐射性白内障相似。白内障的发生与用药剂量和持续时间有关,用药剂量越大,时间越长,白内障发生率就越高[19]。嘌呤醇是一种抗高尿酸制剂,有些少数的报道提示长期口服别嘌呤醇可能与后囊膜下白内障形成有关[20]。

与受教育程度、吸烟及饮酒史、血压,甚至性别有关,但尚无直接证据证实[21-22]。

❖ 年龄相关性白内障的中医病因病机是什么?

西医注重在病理生理、分子生物学、基因学等方面进行研究分析,而中医注重病因病机,从整体辨证,在中医眼科学中晶状体称为"晶珠",辨证分型百家争鸣,根据《中医临床治疗指南释义·眼科疾病分册》,分为三型。

1. 肝肾两虚证

《灵枢·五癃津液别论》记载"五脏六腑之津液,尽上渗于目"。《审视瑶函·目为至宝论》记载"究其因皆从耽酒恋色,嗜欲无穷""因知肝肾无邪,则目决不病",证明肝肾两虚、阴精亏损是本病的主要病因。《目经大成·偃目障七十一》记载"盖真阳衰惫,好动能劳",提示真阳亏损、肝肾两虚是偃目障的病因之一。

2. 脾气虚弱证

《兰室秘藏》记载:"夫五脏六腑之精气,皆禀受于脾,上贯于目。脾者诸阴之首也,目者脉之宗也,故脾虚则五脉之精气皆失所司,不能归于目矣。"脾虚气弱不能运送精气上濡目窍,或水湿内生,晶珠失善而混浊,并发圆翳内障。

3. 肝热上扰证

《证治准绳·论枣花障》记载："凡躁急及患痰火，竭视劳瞻，耽酒嗜辣，伤水湿热之人，多湿热之邪停积日久，肝热上犯眼，热灼晶珠，则常致晶珠混浊，翳障自生。"

诊断篇

❖ 年龄相关性白内障有哪些症状？

1. 视力减退

无痛性、渐进性的视力下降，视力减退的程度与晶状体混浊的程度和位置有关，轻度感觉视物模糊不清，严重者可仅有光感甚至光感不确定。

2. 单眼复视或多视

晶状体纤维肿胀、断裂、变性，屈光力改变形成棱镜作用，出现单眼复视或多视，多见于皮质性白内障，呈楔形混浊。

3. 近视

晶体体积增加，屈光力增强，晶体核屈光力增高，出现近视现象，患者自觉视远处模糊，视近处的老视程度减轻，验光度数为出现近视或近视度数加深，多见于核性混浊的白内障，且混浊较均匀，为白内障进展的表现。

4. 视觉质量下降

视力无明显下降，但对颜色的敏感性下降，甚至出现色觉异常。视觉质量分析显示对比敏感度、OSI 值及 MTF 值降低。

❖ 年龄相关性白内障有哪些体征？

通过裂隙灯检查可明确晶状体透明性下降出现混浊，根据晶状体混浊的部位不同分为皮质性白内障、核性白内障、后囊下白内障[1]。

1. 皮质性白内障

皮质性白内障最为常见，其特点是混浊自周边部浅皮质开始，逐渐向中心部扩展，占据大部分皮质区。根据其临床发展过程及表现形式，皮质性白内障可分为 4 期：初发期、进展期、成熟期和过熟期。

（1）初发期：晶状体皮质出现辐轮状排列的透明水隙或水泡，形成典型的楔形混浊，底边位于晶状体赤道部，尖端指向瞳孔区中央。散瞳检查在后照或直

接弥散照射下，呈典型的辐轮状外观。这种辐轮状混浊最初可位于皮质表浅部位，之后向深部扩展，各层次间可互相重叠掩映，最终以晶状体全面灰白色混浊取代辐轮状混浊外观，代表年龄相关性白内障进入进展期阶段。

（2）进展期（膨胀期）：皮质混浊加重，囊膜张力增加而呈现绢丝样反光，晶状体体积增大、膨胀导致前房变浅。有闭角型青光眼体质的患者很容易诱发青光眼的急性发作。这一阶段患者主要症状为视力逐渐减退，有时伴有眩光感，偶有单眼复视。

（3）成熟期：这一阶段以晶状体全部混浊为特点。裂隙灯检查仅能看到前面有限深度的皮质，呈无结构的白色混浊状态，视力进一步下降。

（4）过熟期：由于基质大部分液化，使晶状体内容减少，前囊膜失去原有的张力而呈现松弛状态。有时可看到尚未液化的核心沉到囊袋下方，随眼球转动而晃动，可伴有虹膜震颤。在特殊情况下，因外伤或剧烈震动可使核心穿破囊膜而脱入前房或玻璃体腔。如伴有液化基质流失，患者会出现豁然开朗的不治而愈的结果。当囊膜变性或因外伤形成微细裂痕时，蛋白成分可溢入前房，诱发自身免疫反应，引起晶状体成分过敏性眼内炎（phaco – anaphylactic endophthalmitis）。与一般性虹膜睫状体炎不同，本病发病急骤，突然出现眼睑肿胀，角膜水肿，角膜后羊脂样 KP 分布密集，广泛虹膜后粘连，甚至形成瞳孔膜闭。而组织碎片可积聚于虹膜角膜角，阻塞小梁网，从而产生继发性青光眼，即所谓晶状体溶解性青光眼（phacolytic glaucoma）。随着经济水平及生活水平的提高，过熟期白内障临床上越来越少见。

2. 核性白内障

核性白内障混浊出现在胚胎核，而后向外扩展直到老年核。这一过程可持续数月、数年或更长的时间。在晶状体核混浊过程中可伴随着颜色的变化。早期少量棕色色素仅积聚在核区而不向皮质区扩展，但有时皮质区很薄，也可呈现整个晶状体均呈棕色反光的外观。当色素积聚较少时，核心部呈淡黄色，对视力可不造成影响，眼底清晰可见，裂隙灯检查可在光学切面上以密度差别勾画混浊的轮廓。随着白内障程度加重，晶状体核颜色亦逐渐加深，由淡黄色转而变为棕褐色或琥珀色。在长期得不到治疗的核性白内障病例，特别是糖尿病患者、高度近视患者，晶状体核最终变为黑色，形成所谓的黑色白内障。晶状体核颜色与核硬度有一定的相关性，即颜色越深，核越硬，在拟行超声乳化手术前进行病例选择时尤应注意。值得提出的是，随着晶状体核硬化，屈光指数逐渐增加，从而形成了近视进行性增加的特殊临床现象。晶体中央核周边的屈光力不同，其结果将会产生一种更为特殊的双屈光现象，即中心区为高度近视，而外周区为远视，结果导

致单眼复视。

3. 后囊膜下白内障

混浊多位于后囊膜下，呈棕色微细颗粒状或浅杯形囊泡状，外观类似锅巴样。散瞳后在裂隙灯下检查时，可以发现混浊区附近的囊膜受累，呈现黄、蓝、绿等反射，形成所谓的多彩样闪辉（polychromatic luster）现象，如果后囊膜下混浊位于视轴区会出现明显视力障碍。

❖ 年龄相关性白内障的诊断要点有哪些?

多发生于中老年，既往糖尿病或长期应用激素类药物的患者发病年龄可提前。

以无痛性、渐进性视力下降为特点，表现为视物模糊，也有自述分泌物增多、流泪等症状，严重者仅存光感，甚至光感不确定。

通过裂隙灯检查可以明确诊断白内障，并判断混浊的程度、位置，散瞳后检查可以明确晶状体位置是否异常及虹膜张力、悬韧带松弛情况。

明确白内障是否为影响视力的主要因素，需要进一步对泪膜、角膜、视网膜、视神经等进行检查。

❖ 年龄相关性白内障会出现哪些并发症?

在年龄相关性白内障发展的不同时期可能出现闭角型青光眼的急性发作，晶状体成分过敏性眼内炎、晶状体溶解性青光眼以及晶状体核脱入玻璃体等。

❖ 诊断为年龄相关性白内障后需要哪些进一步检查为下一步治疗做准备?

1. 实验室检查

与白内障手术相关的一些必要的全身检查，如血常规、血液生化检查、凝血功能检查、尿常规等。了解患者生命体征及身体的基本状态，并排除白内障发病的其他危险因素。血糖浓度控制不佳是增加白内障摘除手术后并发症发生率的主要危险因素，术前糖化血红蛋白（HbA1c）浓度的波动幅度过大也会加速术后糖尿病性视网膜病变的进展[23-24]，因而术前应加强对血糖及 HbA1c 浓度的控制和管理。美国糖尿病协会推荐在外科手术病房将血糖浓度控制在 5.5~10.0 mmol/L[25]，而目前国际上尚无公认的白内障围手术期的血糖浓度控制标准。由于糖尿病患者病情个体差异较大，调控血糖浓度须考虑患者既往血糖控制史以及全身情况，并

且密切注意患者是否出现低血糖症状。必要时可请内分泌科会诊，协助调控术前血糖浓度。

2. 眼相关的辅助检查，预判术后效果及更好地制订手术方案

（1）了解患者的视力需求、用眼需求、脱镜需求，评估心理状态及经济条件，介绍可以选择的手术方式及可选择的人工晶体特性。

（2）视功能检查：建议检查视网膜视力，视觉质量分析（OQAS）分析判断白内障对视功能的影响，可以了解患者术后可能达到的最佳视力，是术前评估黄斑功能的一种重要检查方法。对于白内障混浊严重者也可以用"红绿色觉"检查简单地评估黄斑功能，为白内障术后预计达到的手术效果做出初步评价。

（3）眼压检查：排除青光眼引起的视功能损害。

（4）房角检查：应用房角镜、超声生物显微镜（ultrasound biomicroscopy, UBM）、眼前节 OCT（optical coherence tomography）可以进行房角的检查，以了解虹膜角膜角的宽窄和开放程度，主要应用在伴有青光眼史的患者中。UBM 检查还可以判断晶状体悬韧带情况，特别是对于浅前房、前房深浅不一的患者，为手术方式的制定提供依据。

（5）眼 B 超检查对于白内障患者是一种常规检查方法，可排除玻璃体积血、视网膜脱离和眼内肿瘤等疾患。在晶状体明显混浊，眼底镜检查不能辨明眼底情况时尤为重要。

（6）角膜内皮细胞检查：观察细胞密度（cell density，CD）和六边形细胞（Hexagocyte）的比例。角膜内皮低于 $1000/mm^2$ 时，应慎重考虑白内障手术方式[1]，超声乳化白内障手术可能会出现术后角膜内皮功能失代偿而影响手术效果及术后恢复。

（7）眼底照相检查：眼底照相技术可以保留患者视网膜图像信息，可以发现视网膜存在的病理性改变，如视神经的病变、糖尿病视网膜病变、病理性近视视网膜病变、视网膜是否存在变性区、裂孔、是否存在黄斑变性等黄斑区病变。当白内障混浊严重，眼底照相不能清晰分辨视神经、视网膜结构时，可采用视觉电生理检查（VEP、ERG），对术后视功能的恢复程度具有较准确的预测性。

（8）光学相干断层扫描仪检查（OCT）：可在活体内直观显示视网膜各层的细微结构，特别是对于黄斑部疾病的诊断具有显著的临床价值。

（9）OCT－A：可以判断黄斑区血流密度、拱环形态、有无新生血管，对于老年性黄斑变性的性质进行区分，是一种快速无创的检查方法。

（10）微视野检查：评估黄斑区视细胞功能，特别是屈光性白内障手术前，预测术后视功能更有意义，但要注意屈光间质严重会影响微视野的结果。

（11）干眼分析及睑板腺功能检查：白内障围手术期干眼情况的评估越来越受到重视，泪液、泪膜稳定性影响角膜光学情况的评估，严重的干眼对于角膜光学特性的检查、IOL Master 检查结果的可靠性有一定的干扰和影响。

（12）角膜光学情况的评估：在屈光白内障手术前对于角膜光学特性的评估非常重要，可以通过 Pentacam、I－Trace、Siris、OPD 等检查仪器进行评估，主要测算角膜散光、球差、不规则散光（高阶像差）、角膜前后表面形态、kappa 角及 α 角。

（13）IOL 度数测算：IOL Master 可以测算眼轴、角膜厚度、角膜曲率、前房深度、晶体厚度、白到白距离等，通过多种优化的人工晶体屈光力计算公式更为准确的计算植入 IOL 度数，如 SRK－T、SRK－Ⅱ、Haigis、Holladay1、Holla-day2、Hoffer Q、Barrett Univarsal Ⅱ、Barrett－TK、Hill RBF、Olsen 等，这些公式在正常眼轴、角膜曲率正常、前房深度正常的计算结果差异性不大，对于短眼轴、长眼轴、角膜屈光手术后的患者 IOL 屈光度计算仍存在一定差异性，对于重度屈光间质混浊的病例，IOL Master 无法检测仍需要眼 A 超进行 IOL 屈光力计算。

治疗篇

❖ 中医如何辨证论治年龄相关性白内障？

迄今为止，研究者对年龄相关性白内障的辨证分型百家争鸣，根据中华中医药学会《中医临床治疗指南释义·眼科疾病分册》分为"肝肾两虚证、脾气虚弱证、肝热上扰证"三型，中医治法需根据辨证分型论治。

1. 肝肾两虚证

症状：视物昏朦、眼目干涩，眼部外观端好，晶珠部分混浊，眼底如常。伴头晕耳鸣、少寐健忘、腰膝酸软、面色㿠白、小便清长、夜尿多；舌脉：舌淡红、苔少、脉细。或见耳鸣耳聋、潮热盗汗、虚烦不寐、口咽干痛、小便短黄、大便秘；舌脉：舌红少津、苔薄黄、脉细弦数。

治法：补益肝肾。

方药1：驻景丸加减（《中医眼科六经法要》）：菟丝子25g，楮实子25g，茺蔚子20g，枸杞子20g，木瓜15g，寒水石15g，五味子15g，车前子20g，三七粉3g，紫河车粉10g。

方解1：取紫河车粉补益之力倍增而凝滞之虞可除，同时反佐寒水石以制紫

河车粉之燥，复加入调肝经气机之木瓜与活血散瘀之生三七、茺蔚子共助目中玄府开通。全方滋而不腻，补而不燥，更彰益视明目之功。

方药2：杞菊地黄丸加减。组成：熟附子10g，当归10g，鹿角胶10g，熟地黄15g，山药15g，山茱萸15g，枸杞子15g，菟丝子15g，杜仲15g，牛膝15g，蕤仁肉12g，丹参20g。每日1剂，水煎服。眼干涩可选沙参、麦冬、五味子、玉竹、何首乌以益气养阴滋肾；口干可加地骨皮以除虚火。

方解2：熟附子、鹿角胶温阳补肾；熟地黄、山药、山茱萸、枸杞子、菟丝子、杜仲、蕤仁肉补肝肾、益精明目；当归、牛膝、丹参补血行血，助药力运行全身。

2. 脾气虚弱证

症状：视物昏矇、眼前黑花飞舞，眼部外观端好，晶珠部分混浊，眼底如常。可兼有精神倦怠、肢体乏力、面色萎黄、食少纳差、少气懒言。舌脉：舌质淡或有齿印，苔白，脉缓弱或细。

治法：补脾益气明目，利水渗湿。

方药：补中益气汤加减。党参30g，黄芪30g，茯苓20g，白术15g，山药15g，扁豆15g，蕤仁肉15g，陈皮12g，升麻8g，柴胡10g，炙甘草6g。每日1剂，水煎服。食少纳差可选加建曲、炒谷芽、炒麦芽以健脾消食；大便溏泻可去蕤仁肉，加炒苡仁、煨葛根健脾渗湿。

方解：黄芪、党参、白术、山药、炙甘草益气健脾；茯苓、扁豆利湿健脾以助党参黄芪之功效；陈皮行气醒脾和胃；升麻、柴胡生益清阳；蕤仁肉益精明目。

3. 肝热上扰证

症状：视物昏矇、目涩不爽，头痛目胀，眼部外观端好，晶珠部分混浊，眼底如常。伴心烦或不寐、口苦咽干、急躁易怒、便结溲黄。舌脉：舌红、苔黄，脉弦或弦数。

治法：清热平肝，散邪明目。

方药：石决明散加减。石决明30g，决明子30g，青葙子15g，栀子15g，赤芍15g，蔓荆子15g，木贼15g，菊花15g，荆芥12g，羌活12g，大黄（后下）10g。每日1剂，水煎服。大便稀者去大黄、栀子；无外邪者去荆芥、羌活；头痛目涩者加白芷、桑叶；急躁易怒者加柴胡、青皮、制香附以疏肝理气。肝火不甚者可去大黄，加刺蒺藜、密蒙花以清肝明目。

方解：石决明、决明子清热平肝、明目退翳，青葙子、栀子、大黄、赤芍清肝泄热；蔓荆子、菊花、木贼、荆芥、羌活疏风散邪。

❖ 除了传统的中药煎煮治法外，还有哪些中成药可以治疗年龄相关性白内障？

1. 石斛夜光丸

功能主治：滋阴补肾，清肝明目。用于肝肾两亏，阴虚火旺，内障目暗，视物昏花之年龄相关性白内障早、中期。

用法用量：口服。水蜜丸每次 6g；小蜜丸每次 9g，大蜜丸每次 1 丸，每日 2 次。

2. 障眼明胶囊

功能主治：适用于初、中期年龄相关性白内障兼有视疲劳、精神困倦、头晕眼花、腰酸健忘等症者。

用法用量：口服。每次 4 片，每日 3 次。

3. 杞菊地黄丸

功能主治：滋肾养肝。用于肝肾阴亏，眩晕耳鸣，羞明畏光，迎风流泪，视物昏花之初、中期年龄相关性白内障。

用法用量：口服。大蜜丸每次 1 丸，每日 2 次；浓缩丸每次 8 丸，每日 3 次。

4. 复明片/胶囊

功能主治：滋补肝肾，养阴生津，清肝明目。用于肝肾阴虚所致的羞明畏光、视物模糊之初、中期白内障。

用法用量：口服。每次 5 片，每日 3 次。

❖ 有哪些中医外治方法可以治疗年龄相关性白内障？

1. 针灸疗法

针刺是基于经络理论，运用针刺手法对特定部位进行刺激，从而通经脉、调气血，内病外治，对疾病起到治疗的作用。

常用取穴：足厥阴肝经、足少阳胆经、足少阴肾经、足太阳膀胱经、足太阴脾经、足阳明胃经为主穴，针灸并用，均为补法。

具体取穴：睛明、球后、攒竹、期门、光明、鱼腰、合谷、肝俞、足三里、三阴交、承泣、太阳、申脉、照海。

方法：每次 3~5 穴，每日或隔日 1 次，8~10 天为一个疗程。若肝肾亏虚加太冲、肾俞、百会、神阙、太溪等穴位以滋补肝肾；若脾胃虚弱则加脾俞、胃

俞、足三里、合谷、四白等穴以补益脾胃、益气养血。

2. 眼周穴位按摩及理疗法

可用脉冲穴位按摩仪或手法按摩双眼周穴：睛明、攒竹、四白、鱼腰、太阳等穴位，每天 1~2 次。

3. 耳穴脉埋针或贴药法

可选耳穴有：肝、脑、眼、肾、内分泌等穴，每次 2~3 穴，埋针、埋线或贴耳豆，3~4 天后再次重复，次数不限。

4. 穴位注射疗法

取合谷、曲池、养老、肝俞、肾俞、三阴交、足三里、翳明，每次 2~3 穴，每穴注射"维生素 C 注射液 0.5ml"，每日或隔日 1 次，交替轮取，10 次为一个疗程。

5. 离子导入疗法

用丹参、三七、血栓通、当归、毛冬青、决明子、萝芙木、黄芩、钩藤、洋金花、地榆、五味子、芦荟、蜂蜜、昆布、川乌、草乌、杜仲、淫羊藿、酸枣仁、吴茱萸、川芎等中药离子导入，每日 1 次，10 次为 1 个疗程。

6. 祛障穴冷冻法

祛障穴在角巩膜缘的 3、6、9、12 点钟四个方位，其穴位直径 2mm，2/3 在巩膜缘上，1/3 在角膜缘上。3、9 点方位为临床治疗中发现，而 6、9 点方位是根据八廓定位图所选。3、6 点方位为膀胱经，12 点方位为心经，9 点为肝经。方法：先以 0.5% 丁卡因做角结膜表面麻醉，每隔 2 分钟进行 1 次，共 3 次。用无菌棉签，尖端直径为 2mm，蘸液氮 0.5ml，之后迅速持带有液氮之棉签尖部接触祛障穴表面组织，表面温度 −80℃~−70℃，不施加压力。冷冻时间为 5s，以冷冻的穴位表面出现白色冻斑时为宜。疗程：每周 1 次，5 次为 1 个疗程。

❖ 西医有哪些药物可以治疗年龄相关性白内障？

迄今为止尚无经过证实有效的药物能治疗白内障，针对病因机制，提出了相应的药物，主要以滴眼液为主，针对早期白内障或不适合手术的患者，一些干预措施对减缓白内障的形成进程可能有效，包括不良生活习惯的改变和一些药物的应用。研究表明，某些干预措施，如采用富含水果和蔬菜的健康饮食以及戒烟可能有利于晶状体的正常代谢，从而降低晶状体老化和混浊的风险。

（1）辅助营养类药物：维生素 E、核黄素等。

（2）抗醌体制剂、醛糖还原酶抑制剂，如法可利晴、仙诺林特、吡诺克辛

钠等，可以进行局部或全身治疗。

（3）抗氧化损伤药物：谷胱甘肽、维生素 C 等。

❖ 常用的滴眼剂有哪些？

主要用于早期、中期未成熟期年龄相关性白内障，常用的有珍珠明目滴眼液、麝珠明目滴眼液、拨云锭滴眼液、昆布滴眼液、八宝眼药等。

❖ 年龄相关性白内障的手术时机是什么？

随着白内障手术设备及技术的进步、人工晶体材料的改进、功能性人工晶体的使用，白内障已经从复明手术转变为屈光性手术，白内障超声乳化联合人工晶体植入手术是目前的主要手术方式，通过手术，不但可以去除白内障，还可以矫正角膜的规则性散光、远视、近视，实现视远、视中、视近脱镜，达到术后全程视力的提高，改变术后视觉质量，所以中老年患者，因白内障影响视力或视觉质量，或因老视要达到视远、视近脱镜为目的，都可选择白内障手术。

❖ 年龄相关性白内障的手术方式有哪些？

1. 超声乳化白内障吸除术

（1）传统同轴超声乳化白内障吸除术：角膜缘手术切口仅 3 mm，乳化针头的高频震荡将晶体核粉碎连同皮质一起吸出。历经 40 多年的完善与发展，该技术已成为治疗白内障的主流术式，但该手术的缺点是手术源性散光（SIA）相对较大[26]。

（2）微切口超声乳化白内障吸除术（MICS）：MICS 的临床定义是将 2.4mm 及其以下切口的手术均归为微切口白内障手术的范畴[27]。白内障正逐步由单纯的能看到事物的复明手术向看得清晰、看得舒适的屈光手术迈进，促使众多医生选择微切口手术，减少 SIA 的发生。有研究通过对不同手术切口术后裸眼视力（UCVA）和 SIA 的比较显示，与 3.0mm 的小切口相比，2.2mm 的微切口可获得更小的 SIA 和更佳的 UCVA[28]。

2. 飞秒激光辅助白内障手术（FLACS）

相对于传统手术在可重复性、个体化定制、高精确性等方面具有优势，可增强手术的安全性和可预见性，进一步降低术中风险，减少术后并发症，可以提高角膜切口的稳定性和密闭性，精准的晶状体前囊膜切开的同圆居中，提高晶状体碎核的安全性和高效性[29-30]。

白内障囊外摘除术（ECCE）及小切口白内障手术（MSICS）、白内障囊内摘

除术（ICCE）因较超声乳化手术创伤大、术后恢复慢，已不作为首选的手术方式，但一些特殊病例，如黑核白内障、晶状体脱位范围超过180°的白内障需要选择这些手术方式。

❖ 人工晶体有哪些种类？如何选择适合的人工晶体？

人工晶体植入后迅速恢复视力、双眼单视、立体视觉。根据人工晶体植入位置分为：前房型，如 ARTISAN 无晶体眼虹膜夹持型人工晶体；后房型：植入囊袋内、睫状沟、悬吊型人工晶体。根据人工晶体材料分为：硬质：聚甲基丙烯酸甲酯（PMMA）及软性（可折叠）：硅凝胶、水凝胶、丙烯酸酯多聚物、记忆体材料。根据人工晶体功能分为球面单焦点人工晶体、非球面单焦点人工晶体、多焦点人工晶体、可调节人工晶体、散光矫正型人工晶体及蓝光滤过功能、变色功能的人工晶体。多种可以选择的人工晶体可满足不同患者的视觉需求，根据患者的需求、用眼习惯、眼部条件（角膜光学条件、晶状体条件、眼底条件）、经济条件等多因素分析，医生推荐一款适合患者、量身定做的人工晶体。

❖ 中药在治疗白内障围手术期干眼中有哪些优势？

干眼易导致角膜曲率测量不准确，从而使白内障摘除手术前人工晶状体屈光力计算出现偏差[31]。同时，合并干眼患者术后多因干眼病情加重而出现一系列不适症状，甚至可因泪膜不稳定而影响视觉效果[32-33]。

对于合并轻度干眼的患者，可于术前局部使用人工泪液并持续到术后，以改善眼表微环境，增强对围手术期各种损伤的抵抗力；合并轻度睑板腺功能障碍（meibomian gland dysfunction，MGD）的患者须术前 3~5 天持续维持眼睑清洁，辅以睑板腺热敷、按摩等物理治疗。对于合并中、重度干眼或 MGD 的患者，需要进行系统性治疗，待患者角膜上皮缺损基本修复后再行白内障摘除手术。术中应注意轻柔操作，减轻对眼表组织的机械性损伤，避免围手术期过度使用药物。

中药熏洗具有物理湿热敷及药物治疗的双重作用，可以祛除外邪、调气行血，并能通过中药的作用直达睑板腺，起到疏通经络、退红止痒，改善患者干涩、异物感等作用[34]。中药熏洗临床效果显著[35]，主要组成为玄参、麦冬、生地黄、金银花、连翘、菊花、天花粉、苍术、黄柏、淡竹叶，行睑板腺按摩后，利用药物热气熏蒸眼部，双眼交替进行，每眼熏蒸 10 分钟，每日早晚各 1 次。

预防篇

年龄相关性白内障发病机制复杂，受多种因素影响，西医学尚没有疗效肯定

的药物，一旦白内障影响了视力或者视觉质量，白内障手术是最有效的治疗方法，或者通过白内障手术解决屈光不正、老视，实现脱镜。

中医学能充分发挥未病先治、早期防治的思维方法，从全身、整体出发，抓住重点及关键，进行辨证论治，内调外治，体现中医在防治年龄相关性白内障发生、发展中有效的作用。

❖ 中医在年龄相关性白内障预防及调理方面有哪些方法？

1. 日常调护

（1）养成良好的生活起居习惯，早睡早起，依四时更换适合的穿着。

（2）形成规律的饮食，宜清淡，忌肥甘厚味、生冷、辛辣刺激，建立规律的大小便习惯，保持大便通畅。

（3）加强身体锻炼与体育活动，保持机体在健康、轻松的运动中延缓衰老。

（4）避免阳光下用眼，配戴有色偏光眼镜，避免过度近距离用药，减轻眼部疲劳，特别是电子产品的使用时间。

（5）避免强烈的精神刺激及过度劳累，保持身心愉快、健康。

2. 饮食调理

日常适当食用一些药材及对眼部有益处的食物，可减缓年龄相关性白内障的发生及发展。可作为饮食的药材有：山药、党参、麦冬、薏苡仁、香附、杜仲、沙参、丹参、大枣、山茱萸、鸡骨草、桑寄生、莲肉、玉米须、龙眼肉、菟丝子、覆盆子、女贞子、枸杞子、桑叶、决明子、何首乌、核桃、黄芪、熟地黄、肉苁蓉、冬虫夏草、陈皮、白术、高丽参、花旗参、枳壳、生姜。富含维生素C、维生素 E、叶黄素的食物，如胡萝卜、玉米、糯米、冬瓜、韭菜、苦瓜、芥菜、苋菜、菠菜、海藻类、甘蓝类、生菜、木耳、柑、橙、荔枝、葡萄、蓝莓、柚、山楂等。

养生食谱：

（1）代茶饮：菊花、枸杞子、决明子、菟丝子、女贞子各取少量以沸水冲泡，作日常茶品饮用，能补益肝肾、益睛明目。

（2）双蹄汤：马蹄 250g、羊蹄筋 1 对、山药 20g、枸杞子 15g、龙眼肉 10g，煲汤、调味，饮汤食肉。补肾强身。治疗年老体衰，白内障早期。

（3）莲子瘦肉汤：莲子 75g、芡实 50g、瘦肉 250g，煲汤调味食用。益肾补脾。治疗白内障早期。

（4）胡萝卜肝糊汤：猪肝 250g、胡萝卜 1 条、洋葱 1 个、王瓜根 15g、鸡骨汤。强肝补脾，利于造血、补虚。治疗早期白内障。

（5）鸡肝明目汤：银耳15g、鸡肝100g、枸杞子5g、茉莉花24朵、生姜5g。煲汤食用。滋补肝肾，明目养肝。治疗早期白内障。

◀ 结语

年龄相关性白内障发病机制尚未明确，多种因素导致了白内障的发生及进展，白内障通过手术为有效的治疗方式，随着手术技术及人工晶体设计及材料的进步，可以通过白内障手术解决术前存在的低阶像差，近视、远视、散光，术后脱镜率高达80%，实现视近、视中、视远距离的全程视力，已经进入了屈光手术的时代，要达到满意的术后效果，术前需要详细的眼部条件评估、心理情况评估、经济条件评估、用眼习惯评估，满足屈光手术条件才能取得满意的术后效果。

中医学能充分发挥未病先治、早期防治的思维方法，从全身、整体出发，抓住重点及关键，进行辨证论治，内调外治，充分体现中医药在防治年龄相关性白内障的发生、发展中有效的作用。

参考文献

[1] 李凤鸣，谢立信. 中华眼科学［M］. 人民卫生出版社，2014.

[2] Flaxman S R, Bourne R R A, Resnikoff S, et al. Global causes of blindness and distance vision impairment 1990—2020：a systematic review and meta – analysis. Lancet Glob Health, 2017, 5（12）：e1221 – 1234.

[3] Song P, Wang H, Theodoratou E, et al. The national and subnational prevalence of cataract and cataract blindness in China：a systematic review and meta – analysis. J Glob Health, 2018, 8（1）：010804.

[4] Reis T, Lansingh V, Ramke J, et al. Cataract as a Cause of Blindness and Vision Impairment in Latin America：Progress Made and Challenges Beyond 2020［J］. American Journal of Ophthalmology, 2021, 225（4）.

[5] Zhao J, Xu X, Ellwein L B, et al. Cataract surgical coverage and visual acuity outcomes in rural China in 2014 and comparisons with the 2006 China Nine – Province Survey［J］. Am J Ophthalmol, 2018, 193：62 – 70.

［6］张来林, 潘金花, 易思豆, 等. 圆翳内障名词源流考［J］. 中医眼耳鼻喉杂志, 2018.

［7］Zheng L R, Ma J J, Zhou D X, et al. Association between DNA repair genes（XPD and XRCC1）polymorphisms and susceptibility to age – related cataract（ARC）: a meta – a-nalysis［J］. Graefe's Archive for Clinical and Experimental Ophthalmology, 2014, 252（8）: 1259 – 1266.

［8］管怀进, 康丽华. 白内障表观遗传学研究的现状及进展［J］. 眼科新进展, 2014, 34（7）: 601 – 606

［9］Jing, Xiang, Qin, et al. LncRNA PLCD3 – OT1 Functions as a CeRNA to Prevent Age – Related Cataract by Sponging miR – 224 – 5p and Regulating PLCD3 Expression［J］. Investigative ophthalmology & visual science, 2019, 60（14）: 4670 – 4680.

［10］Wang Y, Zhang G, Li P, et al. Profiling and integrated analysis of the ERCC6 – regu-lated circRNA – miRNA – mRNA network in lens epithelial cells［J］. Current Eye Research, 2021（1）.

［11］Ottonello S, Foroni C, Carta A, et al. Oxidative stress and age – related cataract［J］. Ophthalmologica, 2000, 214（1）: 78 – 85.

［12］刘志涛, 张辉, 边立娟. αB – 晶状体蛋白在不同周龄正常大鼠晶状体中的表达［J］. 中国实验诊断学, 2012, 16（003）: 384 – 387.

［13］赖伟霞, 梁皓, 谭少健, 等. 钙调素在正常人及不同年龄白内障患者晶状体上皮细胞中的表达［J］. 眼科新进展, 2014, 34（001）: 10 – 12.

［14］张士元. 我国白内障的流行病学调查资料分析［J］. 中华眼科杂志, 1999, 35（5）: 336 – 340.

［15］王道光, 郭大东, 毕宏生, 等. 高效液相色谱法及 SDS – PAGE 分析紫外线照射致白内障大鼠晶状体相关蛋白表达谱的变化［J］. 眼科新进展, 2013, 33（001）: 17 – 21.

［16］PollreiszA, Schmidt – ErfurthU. Diabetic cataract: pathogenesis, epidemiology and treatment［DB/OL］. London: Hindawi Publishing Corporation, 2010（2010 – 06 – 17）

［17］Seah S, Wong T Y, Foster P J, et al. Prevalence of lens opacity in Chinese residents of Singapore: the tanjong pagar survey［J］. Ophthalmology, 2002, 109（11）: 2058 – 2064.

［18］Struelens L. The EURALOC Project［J］. Acta Ophthalmologica, 2015, 93（S255）

［19］Sternberg K, Terwee T, Stachs O, et al. Drug – induced secondary cataract preven-tion: experimental ex vivo and in vivo results with disulfiram, methotrexate and actino-

mycin D [J]. Ophthalmic Research, 2010, 44 (4): 225 – 236.

[20] Nirmalan P K, Robin A L, Katz J, et al. Risk factors for age related cataract in a rural population of southern India: the Aravind Comprehensive Eye Study [J]. British Journal of Ophthalmology, 2004, 88 (8): 989 – 994.

[21] Lindblad B E, Håkansson N, Philipson B, et al. Metabolic syndrome components in relation to risk of cataract extraction: a prospective cohort study of women [J]. Ophthalmology, 2008, 115 (10): 1687 – 1692.

[22] Zheng Selin J, Orsini N, Ejdervik Lindblad B, et al. Long – term physical activity and risk of age – related cataract: a population – based prospective study of male and female cohorts [J]. Ophthalmology, 2015, 122 (2): 274 – 280.

[23] Ylinen P, Laine I, Lindholm J M, et al. Poor glycemic controlas a risk factor for pseudophakic cystoid macular edema inpatients with diabetes [J]. J Cataract Refract Surg, 2017, 43 (11): 1376 – 1382.

[24] Suto C, Hori S, Kato S, et al. Effect of perioperative glycemiccontrol in progression of diabetic retinopathy and maculopathy [J]. Arch Ophthalmol, 2006, 124 (1): 38 – 45.

[25] Moghissi E S, Korytkowski M T, DiNardo M, et al. Americanassociation of clinical endocrinologists and American diabetesassociation consensus statement on inpatient glycemic control [J]. Diabetes Care, 2009, 32 (6): 1119-1131.

[26] 冯婷. 1.8mm 和 3.2mm 切口白内障超声乳化术后患者视觉质量的比较 [J]. 延安: 延安大学, 2018.

[27] 费春梅, 周善璧. 同轴微切口与传统同轴超声乳化术治疗白内障临床疗效的系统评价 [J]. 重庆医科大学学报, 2015, 40 (10), 1306 – 1312.

[28] TO KG, MEULENERS LB, FRASER ML, et al. The impact of cataract surgery on depressive symptoms for bilateral cataract pa – tients in Ho Chi Minh City, Vietnam [J]. Int Psychogeriatr, 2014, 26 (2): 307 – 313.

[29] Grewal D S, Schultz T, Basti S, et al. Femtosecond laser – assisted cataract surgery: current status and future directions [J]. Surv Ophthalmol, 2016, 61 (2): 103 – 131.

[30] 方兴, 兰长骏, 廖萱. 飞秒激光在白内障手术中的应用 [J]. 眼科新进展, 2016, 36 (2): 197 – 200.

[31] Epitropoulos A T, Matossian C, Berdy G J, et al. Effect of tear osmolarity on repeatability of keratometry for cataract surgery planning [J]. J Cataract Refract Surg, 2015, 41 (8): 1672 – 1677.

［32］Li X M, Hu L, Hu J, et al. Investigation of dry eye disease and analysis of the pathogenic factors in patients after cataract surgery ［J］. Cornea, 2007, 26 (9Suppl 1): S16 – 20.

［33］Han K E, Yoon S C, Ahn J M, et al. Evaluation of dry eye and meibomian gland dysfunction after cataract surgery ［J］. Am J Ophthalmol, 2014, 157 (6): 1144 – 1150.

［34］曾庆华. 中医眼科学 ［M］. 北京: 中国中医药出版社, 2008.

［35］王佳娣, 姚靖. 中医综合疗法治疗睑板腺功能障碍致蒸发过强型干眼疗效观察 ［J］. 中医药学报, 2016, 44 (4): 130 – 132.

（秦虹　于磊）

第4章　玻璃体混浊

概述

玻璃体混浊是一种常见的眼科疾病，尤其好发于中老年人。当玻璃体腔内出现任何不透明体，如胶原纤维变性体、炎症渗出物、炎性细胞、出血后的血细胞及其分解产物、坏死的组织细胞、色素颗粒、异物、寄生虫等，均可使透明的玻璃体受到影响导致玻璃体混浊。一般可分为生理性混浊与病理性混浊两种。前者称为飞蚊症，对视力无任何影响或影响不大；后者主要包括炎症、出血及变性等的病理产物，影响视功能。中医学认为后者系痰湿或瘀血积滞于玻璃体而成。由于混浊的性质、形状、数量和分布各有不同，因而造成不同程度的视力障碍。

通过常规的裂隙灯、直接或间接检眼镜、眼部B型超声检查均可发现并诊断这种疾病，但是由何种病因引起，还需结合病史及其他眼科检查综合判断。对于生理性玻璃体混浊，一般无需特殊处理，较严重者也可以采用Nd：YAG激光消融术处理。而对于炎症引起的玻璃体混浊如葡萄膜炎、感染性眼内炎等需要针对性抗炎或者抗病原菌治疗，严重者可以采用玻璃体切割手术。对于出血原因引起的玻璃体积血，在早期保守治疗后效果不佳或无效者，可以考虑采用玻璃体切割手术治疗。

中医认为该病属神膏疾病，其病内应肝、脾、肾。肝藏血，血养水，水养膏，肾为肝之母，乃神水之源。肝肾两亏，不能荣养目窍，神膏失养则变清稀，或变混浊，致眼前黑花飞舞。脾为气血生化之源，脾虚则五脏六腑之精气不能上注于目，目失所养，神膏变混；若脾气虚衰，不能收摄统血，血不循经，溢出络处，进入神膏，也可致神膏混浊。多数证候归于湿浊不化、瘀血内停、正虚失养等。故治疗从除痰湿，清瘀滞，补肝肾，益气血着手。如引起本病之原发病未控制者，应着重治疗原发病。由高血压引起者，应降血压治疗，同时用具有降血压、降血脂、散瘀血作用的药物如瓜蒌皮、木香、苏木、桃仁、红花等。常用的中成药有明目地黄丸、杞菊地黄丸、二陈丸、桑麻丸、磁朱丸等。对于因出血引起的常用血府逐瘀汤。

预防保健方面，一般需要注意适当休息，避免疲劳，工作和休息规律，长时间使用眼睛，要每小时休息 5～10 分钟，不要长时间使用电子产品，当感到不舒服时要立即停止使用。此外，多吃含有维生素 C 的食物，如蔬菜和水果，或者含有碘多的食物如海带、海蜇、海鱼、海虾等，平时食用盐也可以选用碘盐，这些都会对玻璃体混浊有所帮助。若因出血引起，需停用或更换抗凝血药物，避免饮酒。对于炎症性质的玻璃体混浊，需要积极治疗炎症性眼病，避免过劳，减少食用辛辣刺激食物，保持稳定的情绪等。

基础篇

❖ 玻璃体的组成及特性有哪些？

玻璃体是眼睛屈光介质的组成部分，生理状态下是无色透明的凝胶体，充满在晶状体后面的玻璃体腔内。容积约为 4ml，占眼内容积和重量均为 4/5，构成眼内最大容积，其主要成分是水，约占 99%，其余 1% 为透明质酸和胶原细纤维，透明质酸为玻璃体中的第二主要成分，它将胶原细纤维相互分隔，并维持胶原细纤维的稳定性。还有糖蛋白、非胶原蛋白、无机盐离子、脂类、维生素 C、氨基酸等物质。玻璃体内细胞较少，主要有玻璃体细胞、星形胶质细胞和胶质细胞。玻璃体细胞位于玻璃体表面，合成透明质酸，星形胶质细胞位于神经纤维层[1]。

玻璃体位于晶状体后部、视网膜前方，对晶状体、视网膜等组织均有支持、减震和代谢作用。玻璃体前面的膝状凹，又称"环形膈"，玻璃体表面邻近晶状体背面、睫状体平坦部、晶状体悬韧带、视网膜和视盘。靠近表面的部分是玻璃体皮质，它是由胶原纤维形成的致密玻璃体细胞网络[2]。玻璃体基底部位于锯齿缘向前约 2mm、向后约 4mm 处。玻璃体与眼球内壁之间最紧密的附着部位是玻璃体底部、视盘周围、黄斑中心凹和视网膜的主干血管。玻璃体膝状凹前有一腔，玻璃体通过 Wieger 韧带附着到晶状体上。若 Wieger 韧带断裂可导致玻璃体前脱离，使膝状凹的玻璃体凝胶与房水接触。Cloquet 管是原始玻璃体的残余物。它从视盘延伸到晶状体后极的鼻下部，位于膝状隐窝内。覆盖 Cloquet 管的凝胶极薄，并且容易受损，在玻璃体前脱离、晶状体囊内摘除术或 Nd：YAG 后囊切开术时，Cloquet 管很容易断裂。Cloquet 管宽 1～2mm，如果它缩聚在晶状体后，可以在裂隙灯下看到，称 Mitendorf 点，另一端附着在视盘边缘的胶质上。如果玻璃体动脉退化不全，持续存在视盘上，称 Bergneister 视盘[3]（图 4-1）。

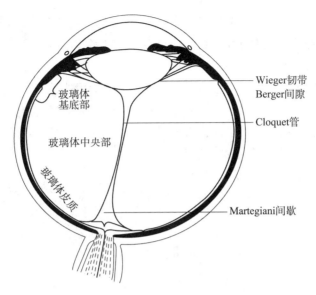

图 4-1　玻璃体解剖图

玻璃体本身既没有血管也没有神经组织。它是透明的，具有屈光作用。它的营养来自脉络膜和房水。它的新陈代谢非常缓慢，没有再生能力[4]。如果有损失，剩余的空隙将充满房水。玻璃体填充眼球后 4/5 的体积，以维持眼压并支撑视网膜。如果玻璃体液化、丢失、变性或形成有机带，不仅会影响其透明度，而且易导致视网膜脱离[5]。

◈ 玻璃体代谢异常会出现哪些表现？

当玻璃体周围的组织发生变化时，玻璃体代谢也受到影响，发生液化、变性和混浊。

1. 玻璃体液化

玻璃体液化系指玻璃体由胶凝状态进入胶溶状态的物理性改变，玻璃体逐渐脱水收缩，水与胶原分离。人出生时玻璃体呈凝胶状，4 岁开始出现液化迹象。液化一般为眼内组织新陈代谢障碍的结果，主要见于老年玻璃体变性，高度近视眼、慢性葡萄膜炎及眼内金属异物刺激等。液化一般首先出现在玻璃体的中心部，进而波及周边部。裂隙灯下已经液化的玻璃体表现为光学性空虚状态，而剩余的支架组织，则破坏和变厚，形成浮动的混浊物。当眼球运动时，此种混浊物具有较大的活动性。在玻璃体液化的眼球上，做白内障囊内摘除手术，有引起大量玻璃体脱出的危险[4-5]。

2. 玻璃体脱离

即玻璃体与其周围视网膜间的脱离状态。临床所见，一般分为三种。

（1）后部玻璃体脱离：较为多见。常发生于老年人或近视眼的眼球，即后上部的玻璃体与视网膜间发生脱离。裂隙灯下可见脱离的玻璃体后界膜向下低沉，而成皱褶，其凝缩的支架纤维随着眼球运动而摇晃不定。在脱离的玻璃体后面因液体滞留可见光学间隙，由于玻璃体后界膜与视盘紧密粘连，故被撕脱时可形成玻璃体后裂孔，用眼底镜检查可见在红色反光的背景上呈环形裂洞样混浊。如果脱离部位尚存在残余的玻璃体条状组织，当眼球运动时可能对视网膜产生牵扯，从而引起患者闪光幻觉，是为视网膜脱离的先兆[6]。常见的并发症：①视网膜裂孔：视网膜形成马蹄孔，可导致视网膜脱离。②玻璃体积血：视网膜血管破裂，导致玻璃体积血[7]。③玻璃体黄斑牵引：黄斑部玻璃体与视网膜紧密粘连，可导致玻璃体黄斑牵引。④黄斑裂孔：不完全的玻璃体后脱离可导致老年人特发性黄斑裂孔的形成[8]。⑤黄斑前膜：玻璃体后脱离过程损伤黄斑区视网膜内界膜可刺激产生黄斑前膜。

（2）前部玻璃体脱离：较为少见。即锯齿缘前的玻璃体前界膜与晶状体后囊脱开，二者之间出现光学空虚间隙，但脱离的前界膜并不形成皱褶，而于晶状体的后凸面保持平行。此种脱离除发生于老年人外，尚可出现在外伤、出血之后，以及葡萄膜炎或视网膜脱离的眼球，在临床上无特殊重要意义[9]。

（3）上部玻璃体脱离：亦较少见。玻璃体上部的后界膜，自锯齿缘后即开始下垂，然后经过一钝形转弯，又复向上向后与未脱离部相连。一般只是全部玻璃体脱离的前奏。临床上应行 B 型超声波、OCT 检查和 FFA 检查等明确诊断。

❖ 玻璃体的功能有哪些？

（1）促进眼球的正常生长发育：在胚胎期和出生后，对眼球的生长发育起重要作用。

（2）眼睛视觉传导中透明的介质作用：玻璃体和角膜、晶状体、房水等一起构成了眼的屈光间质。

（3）对视网膜、晶体的支撑和营养作用：髌状窝容纳与固定晶体，玻璃体不断向后转移液体，将睫状体分泌的物质输送给视网膜提供营养，可能还会促使视网膜与色素上皮相贴。由胶原与透明质酸综合产生的黏弹性，使它对晶状体、视网膜等周围组织有支持和减震作用，减轻外力对晶状体和视网膜的损伤。

（4）具有代谢作用，有主动转运和代谢营养物质的功能。

（5）参与眼的屈光与调节作用。

（6）正常的玻璃体成分具有对新生血管和细胞增生的抑制作用。

（7）玻璃体具备屏障作用，胶原与透明质酸有"分子筛"的作用[10]。

❖ 中医如何认识玻璃体及玻璃体疾病？

神膏又名护睛水，相当于西医学的玻璃体。中医眼科学中对神膏的认识较为笼统：神膏在白睛内，富含水液且透明，有支撑作用，令眼保持为珠状。因其透明，也是眼明视万物的保障[11-12]。《疡医大全·卷十一》中记载了神膏的解剖位置及生理功能，如书中说："白睛最坚属肺金，内藏护睛水，如鸡子清之稠浓。"此外，《证治准绳·杂病·七窍门》的记载中指出，神膏外有白睛，还有一层"黑稠"，即书中说："大概自圆而长，外有坚壳数重，中有清脆，内包黑稠神膏一函，膏外则白稠神水，水以滋膏。"

中医病名"云雾移睛"相当于西医学所说的玻璃体混浊。"云雾移睛"始称"目茫茫"，最早可追溯到《诸病源候论》，隋代巢元方对该病主要临床特征及病理机制进行了详细描述："腑脏虚损，为风邪痰热所乘，气传于肝，上冲于目，故令视瞻不分明，谓之茫茫也。"任何一种眼病，如果肝气不足，胸膈风痰劳热，眼睛就不能远视，视物则茫茫漠漠也。指外观良好，自觉眼前存在蚊子、苍蝇、蜘蛛丝或云状漂浮物的眼病。又称"蝇翅黑花""眼风黑花""飞蚊病"等，本病名见于《证治准绳·杂病·七窍门》，书中对其症状做了形象的描述："自见目外有如蝇、蛇、旗（旌）斾、蛱蝶、绦环等状之物，色或粉白、青黑、微黄者，在眼外空中飞扬缭乱，仰视则上，俯视则下也。"可单眼或双眼发病。《证治准绳·杂病·七窍门》认为，"云雾移睛"乃"玄府有伤，络间精液耗涩，郁滞清纯之气而为内障之证。其原皆属胆肾。黑者，胆肾自病；白者，因痰火伤肺，金之清纯不足；黄者，脾胃清纯之气有伤其络"[12-13]。

本病内应于肝、胆、脾、肾。肝藏血，血养水，水养膏，肾为肝之母，乃神水之源。肝肾两亏，不能荣养目窍，神光衰微，神膏失养，则变清稀，或变混浊，致眼前黑花飞舞。胆附于肝，随肝为病，胆汁减神膏衰而致病。脾为气血生化之源，脾虚则五脏六腑之精气不能上注于目，目失所养，神膏变混；若脾气虚衰，不能收摄统血，血不循经，溢出络处，进入神膏，也可致神膏混浊。"血溢神膏"是指目中之血，不循经而行，流溢进入瞳神之内神膏中，障碍目力的内障眼病。本病相当于西医学之玻璃体积血。玻璃体本身没有血管，不会发生出血。玻璃体积血多由内眼血管性疾患和损伤引起，也可由全身性疾患引起。《证治准绳·杂病·七窍门》称之为"血灌瞳神"，书中对其临床特点做了描述："谓视瞳神不见其黑莹，但见其一点鲜红，甚则紫浊色也。"《张氏医通·七窍门》曰："视瞳神深处，有气一道，隐隐袅袅而动，状若明镜远照一缕清烟也……"对玻璃体积血做了生动的描述。本病又名"血灌瞳仁""血灌瞳人""血灌瞳神"等[13]。

诊断篇

❖ 玻璃体混浊的常见原因有哪些？

依照病因不同，可将玻璃体混浊分为退行性变性、出血性、炎症性、外伤性、全身感染性等类型。研究证实，先天残留于玻璃体内的胚胎细胞组织、视网膜出血、高血压、糖尿病等，均可导致玻璃体液化混浊。

1. 出血性玻璃体混浊

这是最常见的原因。视网膜和葡萄膜的血管破裂出血流入并积聚在玻璃体腔内，导致玻璃体腔积血。玻璃体本身无血管，所有出血都是外来的，尤其是视网膜血管瘤、糖尿病视网膜病变、高血压性视网膜病变以及视网膜静脉阻塞等。这些疾病在老年人中比较常见。如果出血长时间不被吸收，会引起玻璃体组织纤维增生，导致牵引性视网膜脱离。

2. 外伤性玻璃体混浊

外伤性玻璃体混浊是由眼球钝挫伤或穿透性损伤引起的，穿通伤常伴有眼内出血、眼内异物及继发感染而引起玻璃体混浊。

3. 玻璃体变性混浊

玻璃体为无色透明胶体。玻璃会随着年龄的增长逐渐变性。其特点是液化和坍塌。凝缩部分的密度非常高。若有形成分析出，可有丝状、絮状、无色透明混浊。液化部分的玻璃结构分解形成充满液体的间隙。多见于高度近视者和老年人。可能长时间保持不变，不影响视力。

4. 炎性玻璃体混浊

玻璃体无血管，为透明组织，故玻璃体炎症通常为周围组织炎性扩散所致。常见于各类葡萄膜炎，如中间葡萄膜炎、后葡萄膜炎、交感性眼炎、感染性眼内炎、急性视网膜坏死、梅毒性视网膜脉络膜炎等。这些炎性坏死组织的渗出物，包括炎性细胞、色素颗粒、吞噬细胞黏附在玻璃纤维组织上，可产生各种不同类型的混浊。玻璃体内漂浮有点状或絮状的炎性细胞，如果病情严重，可能出现脓液，最终会导致牵引性视网膜脱离。

5. 闪辉状玻璃体混浊

以前称为类星体玻璃体炎。常见于高脂血症和糖尿病，混浊形成原因尚不清楚。玻璃体腔中可见漂浮着大量的白色球形物、结晶体或盘状物体，光照后呈闪

烁状，如天空中的星星。结晶体可能是胆固醇、磷酸钙和脂肪酸等。

6. 全身性疾病和玻璃体混浊

一些全身性热性疾病常合并玻璃体混浊。如流行性感冒、脑膜炎、伤寒等。据报道，疟疾和回归热也可导致玻璃体混浊，此外还有糖尿病和肾炎等。

7. 玻璃体后脱离

当玻璃体后极脱离视盘附着物，但玻璃体基底仍黏附在视网膜上时，发生玻璃体后脱离，通常导致玻璃体混浊。

8. 眼内肿瘤性玻璃体混浊

婴幼儿最常见的眼内恶性肿瘤是视网膜母细胞瘤，而老年人可见网织肉瘤，这都将导致玻璃体混浊。

9. 寄生虫性玻璃体混浊

最常见的是猪囊尾蚴和猪带绦虫。可以发生于所有年龄组群，但具有明显的地域分布趋势。一旦这些寄生虫释放毒素，它不但会导致严重的玻璃体混浊，甚至还会导致视网膜脱离[14]。

❖ 玻璃体混浊的诊断要点有哪些?

1. 症状

患者眼前骤见黑花，轻如飞蚊，重者视物不见，仅存光感，或眼前红花。眼前有黑影浮动，呈点状、条状或灰尘状。有时则会出现形状、数量、大小不等的黑影，随眼球的转动而转动[15]。有时还会伴闪光现象。退行性变者多见于近视患者或 60 岁以上的老年人。早期无症状，以后渐感眼前有暗影浮动。

2. 体征

出血性瞳孔区可见深浅不同的黄色点状混浊或红色块状凝血，玻璃体呈点状、丝状或团块状出血性混浊，重者瞳孔区红光反射不能见，眼底窥不入。炎症性者可见炎症表现及（或）渗出物。玻璃体内可出现炎症细胞和纤维素性网状组织。有光学空隙形成，并有半透明的膜状、索状、点状、线状、网状的玻璃体凝缩物随眼球的转动而转动。此外还有一些特殊变性者：①有多数白色点状物飘荡，状如繁星（星状结晶体）。②亦可表现为金黄色的多边形结晶体，飘忽不定，且可以下沉（闪辉性玻璃体融化）[16]。

3. 辅助检查

检眼镜和裂隙灯检查可见玻璃体中可见灰尘状、颗粒状、膜状、线状、絮状或网状混浊物漂浮。眼 B 超显示玻璃体有不同程度的混浊。可以做 FFA 检查或

者玻璃体活检标本细菌培养、组织病理学或相关炎症因子检测,进一步明确病因[16]。

❖ 如何区别生理性和病理性玻璃体混浊?

1. 生理性玻璃体混浊

自觉眼前有飘动飞蚊体,患者主诉眼前有飘动的黑影,大小及形状各异,如点状、线状、蚊翅或蛛网状暗影,随眼球运转而浮动,特别在注视白壁或天空时尤为显著,但用眼底镜检查常不能发现明显病变。此种现象系由于残留在玻璃体内的胚胎细胞,或血球经行视网膜血管时的内视现象。原因包括玻璃体液化、玻璃体后脱离、混浊物漂浮等。有时伴有屈光不正及神经衰弱。这种现象称为生理性玻璃体混浊,也称为生理性飞蚊症。一般认为,它是由视网膜血管血细胞或玻璃体皮质细胞在视网膜上的投影引起的。无需特殊处理。而当玻璃体随年龄的增加发生变性时,也表现为玻璃体混浊,即玻璃体发生凝缩和液化,是黏多糖解聚的结果,称为生理性老年性玻璃体混浊[15]。

2. 病理性玻璃体混浊

多数是由眼外伤、玻璃体积血、眼内炎症、视网膜疾病、葡萄膜炎等疾病导致,患者常表现为眼前突然出现黑影或有较多的甚至数不清的飞蚊体,有时增多或突然增多、出现红雾等,或伴有视野缺损、闪光感等,未及时处理可严重影响视力。检查可见玻璃体内出现较多或密集的点状、片状及线状浮动体,呈暗色,随眼球转动而飘动,眼底可见原发病灶,如炎性的渗出物、红色的出血、白色的退行性变等[16-17]。

❖ 玻璃体混浊常见的辨证分型有哪些?

1. 肝肾亏损证

证候:眼前黑影飘动,如蚊翅,或如环状、半环状,或伴闪光感,可伴近视、视物昏朦、眼干涩易疲劳;全身症状可伴见头晕耳鸣,腰酸遗泄;舌红,苔薄,脉细[18]。

辨证分析:肝肾两亏,精血虚衰,神膏失养,故见眼前黑影飘动;神光衰微,故伴视物昏朦;全身症状及舌脉均为肝肾亏损之候。

2. 气血亏虚证

证候:自觉视物昏花,眼前黑影飘动,时隐时现,不耐久视。睛珠涩痛;伴见面白无华,头晕心悸,少气懒言;唇淡舌嫩,脉细弱。

辨证分析:久病气血亏损,气虚不能生血,血虚不能化气,神膏失于濡养,

故眼前黑影飘动，不耐久视，睛珠涩痛；全身症状及舌脉均为气血亏虚之候。

3. 湿热蕴蒸证

证候：自觉眼前黑影浮动，多呈尘状、絮状混浊，视物昏矇；胸闷纳呆，或头重、神疲，苔黄腻，脉滑。

辨证分析：形体肥胖，或素嗜肥甘，脾胃湿热内蕴，浊邪上泛，故眼前黑影为尘絮状，视物昏矇；头重、神疲、苔黄腻、脉滑为湿热蕴蒸之候。

4. 气滞血瘀证

证候：自觉眼前黑花，呈絮状、块状红色混浊，视力不同程度下降；或有情志不舒，胸胁胀痛；舌有瘀斑，脉弦涩。

辨证分析：情志不舒，肝郁气滞，致脉络瘀阻，血溢络外，滞于神膏，故眼前团块状或红色、灰白色飘浮物混浊；情志不舒、胸胁胀痛及舌脉为气滞血瘀之候[18]。

治疗篇

◈ 玻璃体混浊的主要治疗原则是什么？

1. 西医治疗原则

生理性玻璃体混浊患者一般不需要特殊治疗。建议进行碘制剂治疗，定期随访观察玻璃体混浊的变化；老年性玻璃体变性，再加上由于过度用眼和眼睛疲劳等引起的飞蚊症，是一种无害的玻璃体混浊。绝大多数飞蚊症不会影响视觉功能，也不需要特殊药物治疗。只要适当休息，避免疲劳，工作和休息规律，长时间使用眼睛时每小时休息 5~10 分钟，不要长时间使用电子产品，当感到不舒服时要立即停止使用。此外，多吃含有维生素 C 的食物，如蔬菜和水果，也会有所帮助。对于病理性玻璃体混浊的患者，根据不同的病因，常采用药物治疗、激光治疗或手术治疗[19]。

2. 中医治疗原则

辨证论治是中医治疗的基本原则，即根据患者不同的证型采用不同的中医方剂。根据病因病机的不同，玻璃体混浊可分为湿浊上犯型、气滞血瘀型、肝肾阴虚型、气血亏虚型等几种证型；气滞血瘀型患者以血府逐瘀汤加五味子、丹皮、枳实为主；湿浊上犯型患者多采用三仁汤治疗；肝肾阴虚型患者多采用口服明目地黄丸治疗。气血亏虚型患者多采用八珍汤治疗[18]。

❖ 玻璃体混浊的主要治疗方法是什么?

1. 药物治疗

药物治疗通常针对病因抗炎或止血治疗,然后使用碘制剂、透明质酸酶、尿激酶或钙促进玻璃体混浊的吸收。碘制剂能有效促进局部微血管扩张和血液循环。碘制剂是通过激活甲状腺功能从而改善眼部代谢,加速玻璃体病变后渗出物的吸收来治疗玻璃体混浊患者的[19]。临床常用的碘制剂治疗方法有氨肽碘滴眼液、卵磷脂络合碘口服、普罗碘铵针肌内注射等。

(1)局部使用氨肽碘滴眼液,每日3次,每次1滴;肌内注射0.4g(1针),每日1次,连续10天[20]。

(2)口服卵磷脂复合碘,每日3次,每次1.5~3mg(1~2片),持续1~3个月。有疗效者可继续使用半年以上。同时可以联合活血化瘀药和维生素E治疗。

(3)普罗碘铵针肌内注射,可在组织中分解为游离碘,通过促进病理沉积物的吸收从而改善玻璃体的慢性炎症。在使用碘制剂进行治疗时,应注意甲状腺功能亢进症、慢性甲状腺疾病或者碘过敏患者应避免使用该方案,孕妇和哺乳期妇女也应谨慎使用[21]。

(4)尿激素酶和类固醇联合使用,也是一种常见的方案。患眼表面麻醉后,向半球后注射1ml尿激酶+地塞米松(0.9%氯化钠注射液溶解),每天1次。尿激酶治疗玻璃体混浊的原理是将纤溶酶原转化为纤溶酶,从而促进纤维蛋白的水解,尤其是出血性玻璃体混浊和炎性玻璃体混浊的渗出液。尿激酶还可以机械破坏异常的玻璃体结构,抑制纤维蛋白枢轴结构的形成,从而改善局部微循环,促进混浊物质的吸收。肾上腺皮质激素具有明显的抗炎作用。可减少炎症浸润,抑制成纤维细胞增殖和视网膜前膜的形成,加速玻璃体透明度的恢复。大多数患者连续治疗10天作为1个疗程。治疗1个疗程后,根据病情变化决定是否进行下一个疗程的治疗[22]。

2. 微创玻璃体切除术

微创玻璃体切除术是一种非常先进的治疗手段,可以有效地改善视力模糊的症状,主要用于治疗积血、炎症、代谢等原因引起的玻璃体混浊[23]。此外,视网膜光凝可以在手术中进行。在改善患者视觉功能的同时,还可以促进近距离活动、周边视力和身心健康的改善[24]。据报道,在95%以上的病理性玻璃体混浊患者中,微创玻璃体切除术可以消除腔内漂浮物的症状,患者满意度超过90%。术后并发症相对较少,生活质量明显提高。然而,手术也可以引起一些并发症,

例如高眼压、出血、瞳孔阻滞、医源性视网膜裂孔、眼内炎、交感性眼炎等。随着手术器械的进步和微创玻璃体切除术技术如 20G、25G 和 27G 玻切头的出现，微创玻璃体切除术可能是治疗病理性玻璃体混浊的最佳选择。玻璃体切割术引起的损伤逐渐减轻，安全性进一步提高[25]。

3. 激光治疗

Nd：YAG 激光是眼科一种常用的治疗手段，近年来随着激光技术的发展，使 Nd：YAG 激光消融术的安全性大大增加[26]。激光消融术是指通过将激光聚焦于玻璃体混浊物上，通过汽化将粉碎的混浊分解成小颗粒，并促进其吸收的治疗方法[27]。同时，可将玻璃体腔光轴区的混浊玻璃体转移到非光轴区，从而提高患者的视觉清晰度，消除患者飞蚊症的症状。通过在单脉冲模式下调节激光量，在瞳孔扩张的条件下，利用角膜接触镜进行激光爆炸汽化，在保证眼前段透光充足的条件下，切割玻璃体腔光轴区的玻璃体带[28]。通过这种方式可以把混浊的玻璃体变得透明，治疗的时间一般是 5~10 分钟。对于一些非常重的飞蚊症，有可能一次激光治疗并不能完全解决所有的问题，需要分次治疗。这种治疗方法简单有效可重复并且患者的恢复时间也非常快。但在采用激光治疗之前，必须进行全面的眼科检查，以确保患者没有视网膜病变和明确的视网膜脱离史[29]。

❖ 中医如何辨证治疗玻璃体混浊？

治疗玻璃体混浊必须积极进行，玻璃体混浊的病因包括：①湿热郁蒸或痰湿内蕴，浊气上泛。②阴虚火旺，灼伤目络，血溢络外。③肝气郁结，气滞血瘀。④肝肾亏损，精血不足，目窍失养。以上因素皆可导致神膏不清，自觉眼前黑影飞舞飘移。故祛邪常从除痰湿、消瘀滞着手；扶正多以补肝肾、养精血为主。至于引起本病之原发病尚未控制者，应着重治疗原发病[18]。

1. 湿浊上犯证

治法：祛湿清热。

方药：三仁汤（《温病条辨》）加减。杏仁 12g，滑石 18g，白蔻仁 12g，厚朴 15g，白通草 9g，淡竹叶 10g，薏苡仁 24g，半夏 12g。热重加黄芩、栀子；湿重加车前子。

2. 气滞血瘀证

治法：行气化滞，活血化瘀。

方药：血府逐瘀汤（《医林改错》）加减。生地 10g，赤芍 6g，当归 10g，川芎 5g，桃仁 12g，红花 10g，牛膝 10g，柴胡 3g，桔梗 5g，枳壳 6g，甘草 3g。瘀久不散加三棱、鳖甲；瘀久伤正加黄芪、党参、枸杞。

3. 肝肾亏损证

治法：滋补肝肾。

方药：明目地黄丸（《审视瑶函》）加减。熟地 18g，生地 18g，泽泻 10g，茯苓 12g，丹皮 12g，柴胡 12g，当归 15g，五味子 15g。可加陈皮、砂仁、丹参、郁金以增运化祛瘀之功，也可用补肾丸加减。

4. 气血亏虚证

治法：益气养血。

方药：八珍汤（《正体类要》）加减：熟地 12g，当归 10g，白芍 12g，川芎 6g，人参 10g，白术 12g，茯苓 12g，炙甘草 5g。

预防篇

❖ 如何预防玻璃体混浊？

预防玻璃体混浊，当从其发病之原因着手，减少眼底血管病之发病机会，控制血压、血糖、血脂，减少动脉硬化之机会，平时注意七情有常，饮食有节，劳逸适度，保持良好的生活习惯，此外避免眼外伤也是本病预防的重要因素。

（1）保持良好的工作姿势：持最适当的姿势使双眼平视或者是轻度的向下注视荧光屏，这样可以使颈部的肌肉放松，并使眼球暴露于空气当中的面积减少到最低。

（2）避免疲劳用眼：爱护自己的眼睛，避免用眼过度，根据相关的研究证明玻璃体出现混浊和用眼过多有很大的关系，所以在生活中尽量避免眼睛疲劳，不要长时间地玩手机、电脑等电子产品，看书、写字的时候也要保证室内的光线不要太暗。连续用眼 1 小时休息 5～10 分钟，适当地去室外活动，也可以看远处或做眼保健操。

（3）增加湿度：不要吹太久的空调，有条件的可使用加湿器。如果眼睛容易干涩，在电脑前就不适合配戴隐形眼镜，如要配戴，建议戴透氧性更高的角膜接触镜。另外，经常眨眼可减少眼球暴露于空气中的时间，避免泪液蒸发；多喝水对减轻眼睛干燥也有帮助。平时注意不要强光直射眼睛，还要防止眼外伤。

（4）定期去医院复查：玻璃体混浊之后，患者一定要注意定期及时复查，这样才能够更好地掌握病情，根据病情的发展及时调整治疗方案，帮助更快地恢复。

❖ 玻璃体混浊患者日常饮食注意事项有哪些?

在进行医学治疗的同时，饮食方面也要加以辅助，要多吃一些对眼睛有益的食品如鸡蛋、鱼类、鱼肝油、胡萝卜、菠菜、地瓜、南瓜、枸杞子、菊花、芝麻、萝卜、动物肝脏等。多吃含钙质高的食品，如豆制品、奶酪、骨头汤、鸡蛋、牛奶、瘦肉、虾等。多吃新鲜蔬菜和水果。

◀ 结语

玻璃体混浊是一种常见的中老年性疾病，引起的原因有很多，但最常见的是玻璃体退行性改变和眼底出血。如果出现了飞蚊症，不要恐慌，也不要擅自使用眼药水，要及时到医院进行检查，根据检查结果对症治疗。如果出现视力下降，提示患者眼部已经发生了一些病变，生活中一定要多加注意，从而防止眼部疾病的进展。日常生活中一定要谨遵医嘱，避免熬夜，保持充足的睡眠，避免过度用眼，而且要避免各种强光直接照射眼睛，可以佩戴合适有效的太阳镜，进行适当的体育锻炼，还要保持稳定的情绪，增强体质。高度近视患者应当避免剧烈的运动和碰撞。定期去医院复查很重要。

参考文献

[1] 张倩茹. 眼玻璃体的理化性质测定、超微结构观察与结构重建的研究 [D]. 杭州：浙江大学，2014.

[2] 王影，崔彦. 玻璃体的病理生理学研究进展 [J]. 国际眼科纵览，2011，35(6)：390 – 394.

[3] 刘家琦，李凤鸣. 实用眼科学 [M]. 北京：人民卫生出版社，2010.

[4] 刘欣华. 玻璃体超微结构与玻璃体液化 [J]. 国外医学·眼科学分册，2001，25 (3)：185 – 189.

[5] 陈萍萍，杨路，陈曦. 玻璃体液化机制的研究进展 [J]. 现代实用医学，2018，30 (6)：838 – 840.

[6] 邵蕾，魏文斌. 玻璃体后脱离的分级及其与黄斑区病变的关系 [J]. 国际眼科纵览，2011，35 (6)：384 – 389.

［7］Witmer Matthew T, Cohen Steven M. Oral anticoagulation and the risk of vitreous hemo-
rrhage and retinal tears in eyes with acute posterior vitreous detachment ［J］. Retina
（Philadelphia, Pa. ）, 2013, 33 （3）: 621 – 626.

［8］赵培泉, 王文吉, 陈钦元. 玻璃体后脱离的并发症 ［J］. 中华眼底病杂志,
1996, 12 （3）: 203 – 206.

［9］Schäffer Christine B, Pöschl Eva M, Steinwender Gernot. Low prevalence of anterior
vitreous detachment in eyes with pseudophakic retinal detachment indicates strong vitreo-
retinal adhesions ［J］. Acta ophthalmologica, 2015, 93 （8）: e687 – e688.

［10］林铁柱, 李世洋. 重新认识玻璃体的功能 ［J］. 中国实用眼科杂志, 2011, 29
（11）: 1114 – 1116.

［11］宋姗姗, 赵丽峰, 潘金花, 等. 云雾移睛名词源流考 ［J］. 中国中医眼科杂
志, 2017, 27 （5）: 343 – 345.

［12］张明明, 杨安, 任孟伟, 等. 云雾移睛考 ［J］. 中国中医眼科杂志, 2020, 30
（3）: 210 – 212.

［13］孙榕, 朱宁云. 玻璃体积血的中医研究及治疗概况 ［J］. 辽宁中医药大学学
报, 2008, 10 （5）: 47 – 49.

［14］卫莉. 关于玻璃体浑浊, 你需要了解的知识 ［N］. 大众健康报, 2020 – 06 – 24
（029）.

［15］李洋, 李秋明. 飞蚊症的研究进展及治疗现状 ［J］. 国际眼科纵览, 2016, 40
（6）: 182 – 186.

［16］刘利娟, 赵广愚, 朱锐, 等. 121 例 "飞蚊症" 患者临床分析 ［J］. 中国中医
眼科杂志, 2012, 22 （4）: 281 – 284.

［17］罗文彬, 游志鹏. 玻璃体积血 1263 例病因分析 ［J］. 中国现代医学杂志,
2014, 24 （4）: 66 – 71.

［18］罗建平, 何其琼, 鄢晓维, 等. 中医辨证治疗出血性玻璃体混浊疗效观察 ［J］. 实
用临床医药杂志, 2010, 14 （17）: 146 – 147.

［19］刘贵江. 玻璃体混浊的治疗进展 ［J］. 医疗装备, 2021, 34 （3）: 193 – 194.

［20］肖养奇, 谢翠娟. 卵磷脂络合碘胶囊与复方血栓通片在玻璃体混浊治疗中的疗
效评价 ［J］. 吉林医学, 2019, 40 （10）: 2302 – 2304.

［21］石云峰, 闫庆慧, 鲍延丽, 等. 卵磷脂络合碘与复方血栓通胶囊在玻璃体混浊
治疗中的疗效评价 ［J］. 国际眼科杂志, 2010, 10 （5）: 975 – 976.

［22］李燕霞, 罗瑛, 谢招莲. YAG 激光与卵磷脂络合碘治疗生理性玻璃体混浊的疗
效比较 ［J］. 中国医学创新, 2018, 15 （12）: 45 – 48.

［23］李仕永, 高瑞莹, 陈晖. 玻璃体切除联合 Conbercept 玻璃体腔注射治疗 PCV 并

发玻璃体积血［J］．国际眼科杂志，2017，17（1）：113 – 117.

［24］方德喜．任征教授治疗玻璃体积血经验［J］．浙江中西医结合杂志，2010，20（9）：530 – 531.

［25］刘建爽，边红霞．玻璃体混浊治疗的临床进展［J］．包头医学院学报，2020，36（1）：131 – 133.

［26］史春．Nd：YAG 激光消融术治疗玻璃体混浊的疗效观察［J］．国际眼科杂志，2018；18（1）：169 – 171

［27］李桂芬，史季桐，费福建．玻璃体消融术与玻璃体切除术治疗飞蚊症的临床对比研究［J］．西南国防医药，2017，27（7）：688 – 691.

［28］马扣洋，李春兰．玻璃体消融术联合卵磷脂络合碘片治疗玻璃体混浊的临床分析［J］．实用防盲技术，2019，14（1）：16 – 18.

［29］罗霁菡，匡毅．生理性玻璃体混浊 YAG 激光消融术后视网膜结构变化［J］．国际眼科杂志，2017，17（8）：1565 – 1568.

（杨永升　朱笑莹）

第5章 原发性青光眼

概述

随着我国人口老龄化的加剧，青光眼的发病率逐年增加。青光眼是一种以特征性视神经损伤和视野缺损为主要表现的临床常见的致盲性疾病，位居全球不可逆致盲性眼部疾病的首位，根据青光眼发病的病理机制、房角形态等因素，可将其分为原发性青光眼、继发性青光眼和先天性青光眼三种主要类型，其中原发性青光眼的发病人数占比最高。

原发性青光眼的发病机制尚未完全阐明，是一类因房角小梁网堵塞，或与小梁网发生永久性粘连，使房水外流受阻，造成以眼压升高、特征性视野缺损和视神经损伤为主要表现且不伴有先天异常和其他眼病的青光眼，根据房角的形态，可分为原发性开角型青光眼（POAG）和原发性闭角性青光眼（PACG）。

PACG 是我国原发性青光眼的主要类型，其分类目前尚未达成一致共识，我国采用临床症状学分类法和房角关闭机制分类法对其进行分型，根据前者可将其分为急性闭角型青光眼和慢性闭角型青光眼，根据后者可将其分为：单纯性瞳孔阻滞型、虹膜高褶型、睫状体前位型、晶状体位置异常型及脉络膜膨胀型。

据估算，2020 年全球原发性青光眼患病人数超过 7600 万，2040 年将超过 1 亿[1]。中国是青光眼患者人数最多的国家，40 岁及以上人群中原发性青光眼的患病率为 2.3% ~ 3.6%[2]。原发性青光眼的发病风险随着年龄增加而增加，40 ~ 80 岁的青光眼患者中，年龄每增加 10 年，PACG 和 POAG 的患病率分别增加 121% 和 54%[3]；一项亚洲的研究结果表明，年龄大于 65 岁的人群中，PACG 和 POAG 的患病率和发病率较其他年龄组高[4]。原发性青光眼的男女发病具有明显差异，女性在 PACG 的发病率较男性高，男性在 POAG 的发病率较女性高。

原发性青光眼的治疗主要包括药物、激光及手术三种方式，药物和激光治疗非常安全，但对降眼压具有局限性和毒副作用，如药物不能控制眼压或视神经进行性损害，就需要手术治疗。目前临床中常使用的抗青光眼手术主要分为传统滤过性抗青光眼手术和微创抗青光眼手术，两者各有优缺点，微创抗青光眼手术跟传统抗青光眼手术相比，具有切口小、操作相对简单、降眼压显著、术后恢复快

的特点，但在临床中仍有限制性，其远期的有效性和安全性尚需更大样本的随访研究结果证实。

原发性青光眼属于中医学"五风内障"范畴，其中，绿风内障类似于急性闭角型青光眼，黑风内障类似于慢性闭角型青光眼，青风内障类似于原发性开角型青光眼。绿风内障和青风内障的中医病机主要涉及气、火、痰、郁，病位主要涉及肝、肾、脾及目之玄府。绿风内障发病急，急则治其标，治疗以消除病因、开通玄府、宣壅滞、缩瞳神为基本原则。青风内障起病缓，初、中期多为实证，治疗以行气疏肝、化痰利湿为基本原则；后期为虚实夹杂证，治疗以补益肝肾兼活血明目为基本原则。

中西医结合治疗原发性青光眼疗效显著，应用前景广阔，在改善全身症状、降低毒副作用、保护视神经方面具有独特的优势。

基础篇

❖ 何谓原发性开角型青光眼？其病因及发病机制是什么？

1. 定义

POAG 是一种慢性、进行性、伴有特征性视盘和视网膜神经纤维层形态学改变且不伴有其他眼病或先天异常的视神经病变，该病变与进行性视网膜神经节细胞死亡有关，病理性眼压升高是 POAG 的主要危险因素[5]。

2. 病因

本病的病因众多，但具体因素目前尚无统一定论。①遗传因素。②年龄。③眼压。④眼灌注压。⑤跨筛板压力差。⑥视网膜血氧饱和度。⑦全身疾病。

3. 发病机制

本病的发病机制十分复杂，目前尚未完全阐明，学者们提出许多学说。

（1）机械学说：筛板是眼内众多神经和血管出入的通道，由于该处相对薄弱，易受到高眼压的压迫，通过筛板的神经纤维被挤压，进一步导致神经纤维细胞和视网膜神经节细胞凋亡和坏死。

（2）遗传因素学说：POAG 具有一定的遗传特性，随着分子生物学的研究进一步发展，越来越多青光眼相关的致病基因被发现，这些基因的表达在 POAG 的发展中起到了一定的作用。

（3）免疫因素学说：自身免疫功能的紊乱，可能导致青光眼的视神经损伤；POAG 患者的血清中存在多种抗体，自体的免疫系统可以被这些抗体激活，导致

筛板结构特性的变化，进一步造成筛板对眼压的耐受性降低等不良影响。

❖ 何谓原发性闭角型青光眼？其病因及发病机制是什么？

1. 定义

PACG 是原发性房角关闭导致急性或慢性眼压升高，伴有或不伴有青光眼性视盘改变和视野损伤的一类青光眼[5]。

2. 病因

本病的病因尚未完全阐明，主要涉及遗传因素、局部解剖结构异常、性别、年龄、眼压、跨筛板压力差、近视和心理精神因素等，最新的研究显示：虹膜－睫状体－脉络膜组成的葡萄膜生理病理改变在本病的起病和发展中发挥着重要作用。

3. 发病机制

本病的发病机制复杂，我国近半数患者的发病由多种发病机制导致，除单纯瞳孔阻滞机制外，还包括非瞳孔阻滞机制、脉络膜系统膨胀机制和遗传学机制等。

（1）单纯瞳孔阻滞机制：瞳孔缘位置相对靠前，瞳孔阻滞力增大，当瞳孔阻滞力大于后房房水压力，房水经由瞳孔到达前房受阻，后房压力增高，周边虹膜向前膨隆，导致房角狭窄甚至关闭。

（2）非瞳孔阻滞机制：该机制主要包括虹膜高褶、睫状体前位和晶状体位置异常三种类型。具体机制阐释如下：中央前房深度正常，房角入口处虹膜肥厚急转形成狭窄，甚至关闭房角，周边虹膜平坦，无向前膨隆状态；有明显前位的睫状体，将周边虹膜顶推向房角，造成房角狭窄甚至关闭；晶状体及其悬韧带前移，前房容积减小，导致房角关闭。

（3）脉络膜系统膨胀机制：由于各种原因所导致的脉络膜血管内血液容量增加，玻璃体腔压力大于前房压力，晶状体虹膜隔前移，造成房角狭窄甚至关闭。

❖ 中医眼科如何认识原发性开角型青光眼的病因病机？

POAG 在中医学中归属于"青风内障"范畴，在中医古籍中早已有相关论述，如《秘传眼科龙木论·青风内障》中记载："因五脏虚劳所作，"认为本病由虚劳导致。《审视瑶函·内障》中记载："阴虚血少之人，及竭劳心思……每有此患。然无风火痰气攻者，则无此患。"认为本病的病因有虚，亦有实。

结合历代医家对本病的认识，本病病因主要涉及气、火、痰、郁；病性在疾

病初、中期多为实证，后期为虚实夹杂证；病位在肝、肾、脾及目之玄府；病机可概括为下面几个方面：①患者禀赋先天不足，命门之火虚衰，脾阳温运不及，脾运化功能失常，助湿生痰，痰湿向上流窜目络，壅滞于目之玄府，玄府功能损伤，神水运行不畅郁滞目内。②患者肝气郁结，长期气郁化火，火邪上犯郁滞目络，进一步造成玄府闭塞，神水郁滞目内。③患者久病肝肾不足，目窍失养，导致神水郁滞、运行不畅。

❖ 中医眼科如何认识原发性闭角型青光眼的病因病机？

原发性闭角型青光眼在中医学中归属于"绿风内障"或"黑风内障"范畴，在中医古籍中早已有相关论述，如《证治准绳·杂病·七窍门》中记载"痰湿所致，火郁、忧思、忿怒之过"，认为本病由痰湿、火郁、忧思、忿怒导致。《外台秘要·眼疾品类不同候》中记载："内肝管缺，眼孔不通。"认为本病由玄府闭塞导致。

结合历代医家对本病的认识，本病病因主要涉及气、火、痰浊、郁；病性为实证或本虚标实证；病位在肝、肾、脾及目之玄府；病机可概括为以下几个方面：①患者肝胆火旺，同时邪热内侵，热极生风，风火循经上攻头目，导致目之玄府闭塞、神水郁滞。②患者情绪易激，肝郁气滞化火，气火上逆于目，或者患者脾胃虚寒，运化不足，助湿生痰，长期痰郁化热，痰火交结上攻于目，导致目之玄府郁闭、神水停滞目内。③肝胃虚寒，清阳不升，阴邪上逆导致目中玄府闭塞，发为本病。

❖ 原发性青光眼患者的目标眼压是什么？

目标眼压是指能够防止原发性青光眼视神经损害进一步加重的安全眼压，也常称作"靶眼压"。它是医生为患者设定的个体化阈值，设定的依据包括患者病情发展程度、既往眼压水平、患者的全身状况等，并根据病情的发展做动态调整。

一般情况下，目标眼压根据青光眼确诊时的基线眼压进行调整，原发性开角型青光眼在早期应降低 20% ~ 30%，在进展期需要降低 40%；正常眼压性青光眼需要降低 30%。临床中，也可根据视功能损害程度调整目标眼压，视神经损害越严重，目标眼压要越低。

目标眼压的调整需要考虑各种因素，当患者基线眼压越低、疾病进展速度越快、年龄越小时，目标眼压的设定就需要越低。在原发性青光眼患者随访过程中，也需要根据眼压和视神经损害情况调整目标眼压。

诊断篇

❖ 原发性开角型青光眼的诊断要点有哪些?

1. 病史

部分患者有家族史,常双眼发病,起病隐匿,有视物不清、虹视、眼睛胀痛等病史。

2. 视力

早期视力改变不明显,后期视力逐渐减退,甚至失明。

3. 眼前节

多无明显异常,巩膜无红赤,或者轻度巩膜红赤,角膜透明,前房深浅多正常,前房角开放,瞳孔大小正常或稍偏大。

4. 视盘变化

典型表现为视盘生理凹陷扩大加深,杯盘比加大 (C/D > 0.6),或者双眼视盘凹陷不对称,双眼 C/D 差值大于 0.2;视盘颜色苍白,视盘血管向鼻侧移位,在视盘边缘呈屈膝状。病变早期可见视盘边缘变窄,尤其是颞上和颞下象限最显著,如果怀疑为本病,应追踪随访。

5. 眼压

眼压在病变早期不稳定,随病情发展眼压进行性增高,但多为中度升高 (25~40mmHg),24 小时眼压检测波动大于 8mmHg。眼压多在在清晨和上午较高,午后逐渐下降。

6. 视野

(1) 中心视野改变:早期表现为典型孤立的旁中心暗点和鼻侧阶梯;中期出现旁中心暗点逐渐扩大,多个暗点相连逐渐融合成弓形暗点,最后发展为较大的鼻侧阶梯或环形暗点。

(2) 周边视野改变:视野缺损表现为进行性向心性缩小,通常出现在旁中心暗点改变之后,视野缩小最早常出现在鼻上方,其次出现在鼻下方和颞侧,晚期视野仅有中央部 5°~10° 的管状视野。

7. 视觉电生理

视觉诱发电位检查的特征性表现为 P100 波潜伏期延长和振幅降低。

❖ 原发性闭角型青光眼的诊断要点有哪些?

我国采用临床症状学分类法将 PACG 分为急性闭角型青光眼和慢性闭角型青光眼,其中急性闭角型青光眼又包括临床前期、前驱期、急性发作期、间歇期、慢性期五个临床阶段。部分患者有家族史,常双眼发病,起病隐匿,有视物不清、虹视、眼眶疼痛、眼睛胀痛难忍等病史。

1. 急性闭角型青光眼

(1)临床前期:有家族史,暗室实验阳性,双眼局部表现为浅前房、窄房角、虹膜膨隆等,但是没有发作。

(2)前驱期:具有一过性虹视、雾视、眼胀等表现,休息后可缓解,多为一过性或反复多次发作;发作时眼压可升高,常在 40mmHg 以上,出现角膜轻度雾状混浊、前房浅、对光反射迟钝等症状。

(3)急性发作期:视力急剧下降,眼压突然升高,常在 50mmHg 以上,眼球坚硬如石,眼胀痛剧烈;角膜水肿,瞳孔呈椭圆形散大,眼局部混合充血,前房极浅,前房角闭塞,伴有同侧头痛、恶心、呕吐等症状。

(4)间歇期:有明确的小发作史,且发作后自行缓解、小梁网结构无严重损害;房角开放或者大部分开放;眼压在不用药或少量用药的情况下可稳定在正常范围。

(5)慢性期:病情反复发作后,呈慢性进展,视力严重下降,房角广泛粘连,小梁网的功能和结构损坏,眼压中度升高,视盘结构表现为病理性凹陷和萎缩,并具有相应的视野缺损。

2. 慢性闭角型青光眼

眼压中等程度升高,常在 40mmHg 左右;周边前房浅,中央前房深度正常或略浅;房角中等狭窄,存在不同程度的周边虹膜前粘连;伴有眼底视盘特征性凹陷和视野缺损。

❖ 诊断原发性青光眼需要做哪些检查?

1. 基础检查

(1)裸眼视力

(2)矫正视力

(3)屈光状态

(4)眼轴长度

2. 裂隙灯显微镜眼前节检查

主要观察角膜形态、前房深度、瞳孔大小、前房角状态等体征。

3. 眼压

建议进行 24 小时眼压测量。

4. 中央角膜厚度

对高眼压症、正常眼压型青光眼、高度近视眼拟诊断 POAG 的患者，均应测量中央角膜厚度。

5. 前房角镜检查

进一步明确房角关闭机制。

6. 相干光层析成像术（OCT）检查

判断眼底视盘和视神经的损伤程度。

7. 视野检查

判断患者的视野损害程度。

8. MRI 检查

拟诊正常眼压型青光眼的患者应做头颅 MRI 以排除占位病变及空蝶鞍综合征；怀疑甲状腺相关眼病导致的继发性眼压增高者，建议行眼眶 MRI 检查。

9. 扫频光源 OCT（SS－OCT）

评估筛板结构和眼－颅压力梯度再平衡状况。

❖ 容易与急性闭角型青光眼混淆的疾病有哪些?

急性闭角型青光眼和急性虹膜睫状体炎起病急，局部症状较重，且具有很多相似的地方，临床中易混淆，结合眼部检查不难鉴别。

表 5－1　急性闭角型青光眼和急性虹膜睫状体炎的鉴别

	急性闭角型青光眼	急性虹膜睫状体炎
眼痛	剧烈胀痛难忍	眼痛可忍，夜间甚
视力	剧降	明显下降
虹视	有	无
充血	混合充血	睫状充血或混合充血
角膜	水肿呈雾状混浊	透明，角膜后有沉着物
前房	浅	正常，房水混浊
瞳孔	散大	缩小
眼压	明显升高	正常或轻度升高
呕恶	可有	无

原发性开角型青光眼早期多无自觉症状，慢性闭角型青光眼发作时自觉症状不明显，在没有完善检查的情况下慢性闭角型青光眼易被误诊为原发性开角型青光眼。闭角型青光眼具有典型的小发作史，房角为窄角并有粘连，眼底视盘凹陷较闭角型青光眼深；开角型青光眼常无自觉症状，房角大部分为宽角。在高眼压情况下检查房角状态，可进行两者的鉴别。

❖ 原发性开角型青光眼如何辨证分型？

本病病因主要涉及气、火、痰、郁；病性在疾病初、中期多为实证，后期为虚实夹杂证；病位主要在肝、肾、脾及目之玄府。

根据本病的眼底改变和全身症状，参考中华中医药学会《中医临床诊疗指南释义·眼科疾病分册》[6]，其中医证型主要分为三型，包括肝郁气滞证、痰湿犯目证和肝肾亏虚证，临床上应根据该病患者眼部体征、全身症状及病变时段综合判断。

1. 肝郁气滞证

视物不清，眼睛微胀，巩膜轻度红赤，眼底杯盘比大于0.6，或者双眼杯盘比差值大于0.2；视野可出现缺损，眼压升高；可出现情志不畅、心烦口苦等症状；舌红苔黄，脉弦细。

2. 痰湿犯目证

早期时有视物昏朦，眼底杯盘比大于0.6，或者双眼杯盘比差值大于0.2；严重时眼底视盘苍白，视野缺损，甚至出现管状视野；或兼头昏目眩、恶心想吐等症状；舌淡苔白腻，脉滑。

3. 肝肾亏虚证

病程日久，视物模糊，视盘苍白，视野缺损，甚至呈管状；可伴有头昏失眠、腰膝无力等症状，舌淡苔薄，脉沉细；或出现面白肢冷、精神倦怠等症状，舌淡苔白，脉沉细。

❖ 急性闭角型青光眼如何辨证分型？

原发性青光眼临床症状复杂，目前尚未建立起统一的 PACG 基本证型。急性闭角型青光眼具有典型的临床表现，根据本病的眼底改变和全身症状，参考中华中医药学会《中医临床诊疗指南释义·眼科疾病分册》[6]，其中医证型主要分为五型，包括风火攻目证、痰火郁结证、肝郁化火证、阴虚阳亢证和脾胃虚寒证。

本病病因主要涉及气、火、痰浊、郁；病性实证或本虚标实证；病位在肝、肾、脾及目之玄府。五种证型可单独或混合出现，临床上应根据该病患者眼部体征、全身症状等综合判断。

1. 风火攻目证

起病急，视力急剧下降，头痛难忍，眼珠胀痛，坚硬如石，胞睑红肿，白睛红赤，黑睛水肿，呈雾状混浊，瞳神散大，前房极浅，房角关闭或者粘连；兼有恶心、呕吐等全身症状；舌红苔黄，脉弦数。

2. 肝郁化火证

眼部表现同上；兼有胸闷嗳气、口苦、恶心呕吐等全身症状；舌红苔黄，脉弦数。

3. 痰火郁结证

眼部表现同上；兼有身热面赤、呕吐痰涎等全身症状；舌红苔黄，脉弦滑。

4. 阴虚阳亢证

眼部表现同上；兼有心烦失眠、眩晕耳鸣、口干咽燥等全身症状；舌红少苔，或舌绛少津，脉弦细数或细数。

5. 脾胃虚寒证

眼部表现同上；兼有头痛上及颠顶、干呕吐涎、四肢不温等全身症状；舌质淡，苔白，脉弦。

治疗篇

❖ 原发性开角型青光眼的中、西医治疗原则分别是什么?

根据患者的眼压水平、眼底情况、视野损伤程度、药物治疗反应等因素，结合治疗医生的经验和医院的设备条件，合理选择药物、激光及手术进行降低眼压治疗。

降低眼压治疗时，应为患者设定个体化目标眼压。

患者可通过药物使眼压稳定在安全水平，且眼底和视野损害无进行性加重者，可不选择手术治疗。

应重视患者的视神经保护治疗。

中医治疗方面，POAG 起病缓，初、中期多为实证，治疗以行气疏肝、化痰利湿为基本原则；后期为虚实夹杂证，治疗以补益肝肾兼活血明目为基本原则；在治疗的整个过程中，适当加用活血利水药。

❖ 原发性闭角型青光眼的中、西医治疗原则分别是什么?

PACG 在临床治疗中常采用以手术治疗为主，药物、激光治疗为辅的原则，

眼压在术前应稳定在正常范围。

中医治疗方面，急性闭角型青光眼发作期发病急，急则治其标，治疗以消除病因、开通玄府、宣壅滞、缩瞳神为基本原则；抗青光眼术后多加用益气活血利水中药，达到减少术后反应、提高视功能的目的。

❖ 原发性开角型青光眼主要有哪些治疗方法？

1. 局部降眼压药物治疗

根据患者设定的目标眼压，选择单一或进行联合药物治疗；一线用药主要包括缩瞳剂、β肾上腺素受体阻滞剂、肾上腺能受体激动剂、碳酸酐酶抑制剂等。

2. 激光治疗

患者通过药物和手术进行降眼压治疗而没有达到目标眼压时，可将选择性激光小梁成形术作为首选治疗方法。

3. 手术治疗

首选的手术方式有传统滤过性抗青光眼手术、微小切口抗青光眼手术；其中，传统滤过性抗青光眼手术包括小梁切除术、非穿透性小梁手术及青光眼引流装置植入术等，微小切口抗青光眼手术包括小梁消融术、房角切开术、黏小管成形术等。患者第一次手术失败，再次手术可选择睫状体光凝术或冷凝术。

❖ 原发性闭角型青光眼主要有哪些治疗方法？

1. 局部降眼压药物治疗

急性闭角型青光眼必须迅速降低眼压，药物选择同POAG，主要包括缩瞳剂、β肾上腺素受体阻滞剂、肾上腺素受体激动剂、碳酸酐酶抑制剂等。

2. 激光治疗

激光周边虹膜切开术可降低PACG房角关闭和急性发作的风险，但当患者发病机制具有非瞳孔阻滞因素时，应联合行激光周边虹膜成形术。

3. 手术治疗

PACG合并白内障的患者，首选白内障联合人工晶体植入术，同时在房角镜下行房角分离术，如果患者术后眼压水平不正常，联合降眼压药物效果不佳者，可行复合式小梁切除术或青光眼引流装置植入术；当患者无白内障适应证且联合降压药物治疗效果不佳时，可采用复合式小梁切除术。

❖ 原发性开角型青光眼手术治疗的时机和注意事项有哪些？

POAG患者不能耐受降压药物治疗，或经过药物和激光治疗后眼压控制不

佳，且出现眼底视神经和视野损伤进行性加重的症状，应选择手术治疗。

首选的手术方式有传统滤过性抗青光眼手术、微小切口抗青光眼手术。

术前应根据患者的年龄、全身危险因素、疾病情况等因素，为患者制定合理的手术方式；同时，对于采用滤过性手术的患者，术中和术后应选用抗代谢药物，可降低术后并发症和手术失败的风险。

在我国，治疗难治性青光眼首选的滤过性手术是青光眼引流阀植入术，前房具有足够的深度是其手术的前提条件。对于滤过性抗青光眼手术失败或者具有滤过性抗青光眼手术失败高危因素的患者，可将青光眼引流装置植入术可作为首选的手术方式。

❖ 原发性青光眼临床治疗面临的问题有哪些？

局部降眼压药物治疗对降眼压具有局限性，且需要长期使用，可能会出现一些眼部并发症。

激光治疗作为药物治疗无效的可选方法之一，术后易出现眼压反跳、小梁网瘢痕化等副作用。

传统抗青光眼手术中小梁切除术和青光眼引流阀植入术仍是最经典的青光眼术式，这两类手术降眼压效果显著，但术中和术后棘手并发症种类多，如浅前房、前房积血、持续性低眼压、角膜内皮失代偿、眼内炎以及滤过泡并发症的困扰，术后预后差；微创抗青光眼手术与传统抗青光眼手术相比，具有切口小、操作相对简单、降 IOP 显著、术后恢复快的特点，但在临床中仍有限制性，其远期的有效性和安全性尚需更大样本的随访研究结果证实。

由于我国医疗条件和患者对青光眼认识程度不足的因素，导致青光眼患者就诊不及时，当患者就诊时，青光眼已发展至中晚期并出现明显的视神经损害，失去了珍贵的治疗机会。另一方面，青光眼患者随诊的不规律也是致盲和视功能损害的重要原因。

❖ 中医如何辨证论治原发性开角型青光眼？

1. 肝郁气滞证

治法：行气疏肝。

主方：丹栀逍遥散加减。

组成：柴胡 10g、当归 10g、白芍 10g、茯苓 10g、白术 10g、甘草 5g、牡丹皮 5g、栀子 5g。

2. 痰湿犯目证

治法：利湿化痰，和胃降逆。

主方：温胆汤加减。

组成：法半夏 12g、陈皮 12g、茯苓 15g、酸枣仁 30g、甘草 6g、枳实 12g、竹茹 12g、生姜 6g、大枣 6g。

3. 肝肾亏虚证

治法：补益肝肾。

主方：杞菊地黄丸加减。

组成：枸杞子 9g、菊花 9g、熟地黄 24g、山药 12g、山茱萸 12g、牡丹皮 9g、泽泻 9g、茯苓 9g。

❖ 中医如何辨证论治原发性闭角型青光眼？

1. 风火攻目证

治法：清热泻火，凉肝息风。

主方：绿风羚羊饮加减。

组成：玄参 12g、防风 12g、茯苓 12g、知母 12g、黄芩 6g、细辛 6g、桔梗 12g、车前子 6g、羚羊角 6g、大黄 6g。

2. 肝郁化火证

治法：清热疏肝，降逆和胃。

主方：丹栀逍遥散加减。

组成：柴胡 10g、当归 10g、白芍 10g、茯苓 10g、白术 10g、甘草 5g、牡丹皮 5g、栀子 5g。

3. 痰火郁结证

治法：降火逐痰，平肝息风。

主方：将军定痛丸加减。

组成：黄芩 12g、僵蚕 10g、陈皮 10g、天麻 10g、桔梗 12g、青礞石 12g、白芷 12g、薄荷 12g、大黄 10g、半夏 10g。

4. 阴虚阳亢证

治法：滋阴降火，平肝息风。

主方：知柏地黄丸加减。

组成：知母 6g、黄柏 6g、熟地黄 12g、山茱萸 12g、山药 12g、茯苓 9g、泽泻 9g、牡丹皮 9g。

5. 脾胃虚寒证

治法：温肝暖胃，降逆止痛。

主方：吴茱萸汤加减。

组成：吴茱萸 6g、人参 6g、生姜 12g、大枣 9g。

❖ 针灸如何治疗原发性开角型青光眼？

在患者眼压控制稳定的情况下给予针刺，可以达到提高视力、保护视神经的目的，常用穴位见表 5 – 2。

表 5 – 2　原发性开角型青光眼针灸治疗常用穴位

穴名	位置	穴名	位置
睛明（BL1）	目内眦内上方凹陷中	承泣（ST1）	眼球与眶下缘之间
鱼腰（EX – HN4）	瞳孔直上，眉毛中	风池（GB20）	胸锁乳突肌与斜方肌上端之间凹陷中
瞳子髎（GB1）	目外眦外侧 0.5 寸凹陷中	完骨（GB12）	乳突后下方凹陷中
球后（EX – HN7）	眶下缘的外 1/4 与内 3/4 交点处	四白（ST2）	瞳孔直下，当眶下孔凹陷处
丝竹空（SJ23）	眉梢凹陷中	天柱（BL10）	后发际正中旁开 1.3 寸
太阳（EX – HN5）	眉梢与眼外眦之间向后 1 寸凹陷处	百会（DU20）	前正中发际直上 5 寸
合谷（LI4）	第二掌骨桡侧中点处	外关（SJ5）	腕背侧远端横纹上 2 寸，尺骨与桡骨间隙中点
肝俞（BL18）	第九胸椎棘突下，旁开 1.5 寸	肾俞（BL23）	第二腰椎棘突下，旁开 1.5 寸
足三里（ST36）	外膝下 3 寸，胫骨外侧约 1 横指处	三阴交（SP6）	内踝上 3 寸，胫骨内侧缘后际

1. 针灸取穴

（1）主穴：睛明、承泣、鱼腰、风池；配穴：太阳、百会、四白、合谷。

（2）主穴：上睛明、球后、瞳子髎、完骨；配穴：太阳、外关、肝俞、肾俞。

（3）主穴：下睛明、四白、丝竹空、天柱；配穴：太阳、臂臑、足三里、三阴交。

以上各组穴位可交替应用，也可依据辨证选用配穴。

2. 补泻手法

眼眶内穴位位置特殊，不适合补泻手法，其他穴位可采用平补平泻法，或根据辨证应用补泻手法。每日或隔日针 1 次，留针 10 ~ 15 分钟。

❖ 针灸如何治疗原发性闭角型青光眼？

适用于眼压控制在目标眼压内的患者，常用穴位见表5-3。

表5-3 原发性闭角型青光眼针灸治疗常用穴位

穴名	位置	穴名	位置
睛明（BL1）	目内眦内上方凹陷中	承泣（ST1）	眼球与眶下缘之间
太冲（LR3）	第1、2跖骨间，跖骨底结合部前方凹陷中	风池（GB20）	胸锁乳突肌与斜方肌上端之间凹陷中
太阳（EX-HN5）	眉梢与眼外眶之间向后1寸凹陷处	百会（DU20）	前正中发际直上5寸
行间（LR2）	第1、2趾间，趾蹼缘后方赤白肉际处	大敦（LR1）	在足蹈趾趾末节，甲根边缘外侧0.1寸
肝俞（BL18）	第九胸椎棘突下，旁开1.5寸	肾俞（BL23）	第二腰椎棘突下，旁开1.5寸
足三里（ST36）	外膝下3寸，胫骨外侧约1横指处	三阴交（SP6）	内踝上3寸，胫骨内侧缘后际
光明（GB37）	外踝间上5寸，腓骨前缘		

1. 针灸取穴

主穴：风池、睛明、承泣、太阳、百会。

配穴：实证取行间、大敦、光明、太冲。

虚证取肝俞、肾俞、三阴交、足三里。

2. 补泻手法

眼眶内穴位不采用补泻手法，其他穴位可根据辨证应用补泻手法。每日或隔日针1次，留针10～15分钟。

❖ 治疗原发性开角型青光眼常用的中成药有哪些？

（1）加味逍遥丸：每次6～9g，一日2次，适用于肝郁气滞证。

（2）五苓胶囊：每次3粒，一日2次，适用于痰湿上犯证。

（3）参苓白术丸：每次6～9g，一日3次，适用于痰湿上犯证兼有脾虚者。

（4）石斛夜光丸：每次6～9g，一日3次，适用于肝肾阴虚证。

（5）益脉康片（颗粒剂）：每次2粒，一日3次，适用于血瘀水停证。

❖ 治疗原发性闭角型青光眼常用的中成药有哪些？

（1）黄连羊肝丸：每次1丸，一日1次，适用于风火攻目证。

（2）龙胆泻肝丸：每次 3~6g，一日 2 次，适用于痰火郁结证。

（3）丹栀逍遥丸：每次 6~9g，一日 2 次，适用于肝郁化火证。

（4）石斛夜光丸：每次 6~9g，一日 3 次，适用于阴虚阳亢证。

（5）复明片：每次 5 片，一日 3 次，适用于阴虚阳亢证。

❖ 中西医结合治疗原发性青光眼的优势在哪里？

西医学对原发性青光眼的病因、发病机制开展了大量基础和临床研究，并取得了部分进展，但其病因和发病机制仍未完全阐明，临床治疗中只能局限于降眼压和对症治疗，缺乏有效的改善视神经损害的治疗手段。

中西医结合为目前临床上治疗原发性青光眼最常用的方法，具有适应证广、副作用少、远期疗效肯定的特点。西医通过循证医学的方法，不断探索发病机制，研发新药物，提出新的手术方式，在降低眼压和手术方面优势显著。中医通过其独特的辨证体系，采用中药、针灸等特色疗法，在改善全身症状、降低毒副作用、保护视神经方面具有独特的优势。

西医和中医在治疗原发性青光眼上各有特色，中西医结合治疗方案疗效显著，应用前景广阔。

预防篇

❖ 原发性青光眼会遗传吗？

原发性青光眼是具有明显遗传倾向的复杂眼病，其发病常呈现家族聚集性。

遗传是原发性青光眼发病的危险因素之一，约有 20% 的原发性青光眼患者存在一级亲属患病史；和正常人相比，PACG 患者的一级亲属罹患 PACG 的可能性增加 6~9 倍，其兄弟姐妹也具有更高的发病率。

随着分子生物学的研究进一步发展，越来越多青光眼相关的致病基因被发现，但原发性青光眼发病因素具有多样性，跟环境和多基因因素密切相关。因此，原发性青光眼的遗传机制仍需要进一步研究。

当我们发现家族中有青光眼患者，也不必害怕，一定要注意早期筛查和定期随访，尽早对疾病进行确诊，再通过科学的治疗就可以控制原发性青光眼。

❖ 原发性青光眼如何才能早期发现？

青光眼是常见的致盲性疾病，其造成的视神经损伤和视野缺损是不可逆的，

早期发现并给予合理的治疗可以挽救患者的视功能。

一方面，我们要注重对原发性青光眼的早期筛查。原发性青光眼发病的危险因素有年龄、家族史、近视、高眼压和糖尿病等，具备这些危险因素的人群，应定期前往医院进行相关筛查。

另一方面，我们要重视原发性青光眼发病的早期症状，并及时就医。开角型青光眼发病隐匿，早期症状不明显，患者容易忽视，当用眼过度或失眠后出现眼胀、视物不清和虹视等症状时，应及时到医院就诊。闭角型青光眼发病时患者症状明显，常出现典型的临床症状有：眼胀难忍、视物昏朦、虹视和眼红等，还可伴有头痛、恶心、呕吐；但部分患者因房角未完全关闭，仅出现轻微眼胀和头痛，休息后症状可缓解。

❖ 原发性青光眼视神经萎缩了该怎么办?

视神经在人体内属于不可再生组织，原发性青光眼患者出现视神经萎缩后治疗方法有限，预后差。

在视神经完全萎缩前，主要治疗手段是控制眼压，同时给予维生素、视神经保护药、血管扩张药、中药、针灸等辅助治疗，可以挽救受损但没有死亡的视神经。

保护视神经的方法很多，如：补充 B 族维生素和神经营养因子、使用血管扩张药（银杏叶提取物、尼莫地平）改善微循环、应用溴莫尼定等药物阻断有害因素的损伤，但这些手段临床疗效局限，还需要患者保持良好的生活习惯，如忌抽烟、酗酒。

❖ 原发性青光眼患者在日常生活中应注意什么?

1. 饮食

平时要注意清淡饮食，饮食要以清淡而富有营养的食物为主，远离辛辣、高脂肪、高糖的食物；忌抽烟、酗酒，饮水宜少量频饮。可采用的食疗方有萝卜鲫鱼汤和菊花枸杞粥，分别适用于水湿内停和肝肾不足、虚火上炎的患者。

2. 睡眠

失眠会导致患者眼压升高，且影响降压药物的效果，患者应注意保证充足的睡眠，不熬夜。

3. 运动

经常适量的运动有利于体质的增强和眼压的控制，如打太极拳、游泳、散步等运动方式。

4. 心理

急躁、愤怒、郁闷等情绪会导致本病加重，保持愉悦的心情是预防本病的重要措施，患者可通过音乐、戏曲、琴、棋、书、画使自己保持良好的心情。

5. 按时用药，定期复查

青光眼是一种终身性疾病，一定要遵循医嘱、按时用药，并且定期复查眼底和视野情况。

6. 其他

工作中要注意劳逸结合；生活中避免戴墨镜，也不要在黑暗环境中长时间停留；注意天气因素对眼压的影响。

◈ 原发性青光眼患者该怎么随访？

青光眼是慢性进展性眼病，随访是治疗和预后的重要部分。

首先，在疾病发现的初期，患者应保持较高的随访频率，一方面，医生要对患者进行全面的检查来完善病例资料，比如 24 小时眼压、视野、OCT、眼底片等；另外一方面，医生要根据患者用药后的情况，及时调整治疗方案。

其次，当患者经过半年的治疗后病情趋于稳定，也形成了固定的治疗方案，可降低随访频率。建议 1 个月测一次眼压，3 个月到专科门诊进行一次就诊，半年左右进行视野、OCT、眼底片的检查。

最后，青光眼手术患者也要注意随访。一般来说，青光眼手术后 1~2 周到主刀医生门诊进行第 1 次随访；若病情良好，每个月 1 次到主刀医生门诊进行随访，需连续 2 个月，期间有任何不适，都应增加随访次数。术后 2~3 个月随访结束，则采取常规的随访方案。

◀ 结语

原发性青光眼的发病机制尚未完全阐明，是一类因房角小梁网堵塞，或与小梁网发生产生永久性粘连，使房水外流受阻，造成以眼压升高、特征性视野缺损和视神经损伤为主要表现且不伴有先天异常和其他眼病的青光眼。

原发性青光眼是不可逆的致盲性眼病，致盲的常见因素包括：就诊不及时、治疗不合理、随访不规律，因此，原发性青光眼患者一定要早筛查、早诊断、早治疗和规律随访。

原发性青光眼的西医治疗主要包括药物、激光及手术三种方式，药物和激光

治疗非常安全，但对降眼压具有局限性和毒副作用，如药物不能控制眼压或视神经进行性损害，就需要手术治疗；抗青光眼手术疗效显著，但存在一定的副作用，部分手术的远期疗效不确切。

原发性青光眼的中医治疗作为一种辅助手段，主要包括中药、针灸、中成药等，在改善原发性青光眼患者全身症状、降低毒副作用、保护视神经方面具有独特的优势。

原发性青光眼的视神经损害是不可逆的，应重视患者的视神经保护治疗，为患者设定个体化的目标眼压。

中西医结合治疗原发性青光眼疗效显著，应用前景广阔，需要广大医务工作者进一步探索研究。

参考文献

［1］Tham Y C，Li X，Wong T Y，et al. global prevalence of glaucoma and projections of glaucoma burden through 2040：a systematic review and meta－analysis ［J］. Ophthalmology，2014，121（11）：2081－2090. DOI：10.1016/j. ophtha. 2014. 05. 013.

［2］梁远波，江俊宏. 我国青光眼防治问题与展望 ［J］. 浙江医学，2020，42（22）：2377－2382.

［3］Chan Errol Wei′en，Li Xiang，Tham Yih－Chung，et al. glaucoma in Asia：regional prevalence variations and future projections. ［J］. The British journal of ophthalmology，2016，100（1）：78－85.

［4］Chiu Shin－Lin，Chu Chiao－Lee，Muo Chih－Hsin，et al. The Prevalence and the Incidence of Diagnosed Open－Angle glaucoma and Diagnosed Angle－Closure glaucoma：Changes From 2001 to 2010. ［J］. Journal of glaucoma，2016，25（5）.

［5］中国青光眼指南（2020 年）［J］. 中华眼科杂志，2020，56（08）：573－586.

［6］金明. 中医临床诊疗指南释义·眼科疾病分册 ［M］. 北京：中国中医药出版社. 2015.

（冯俊　张伟道）

第6章　视网膜静脉阻塞

概述

视网膜静脉阻塞（retinal vein occlusion，RVO）是一种临床上常见的视网膜血管性疾病，也是主要致盲性眼病之一，仅次于糖尿病视网膜病变，是以视力下降、眼底见静脉扩张迂曲，沿静脉分布区域的视网膜有出血、水肿和渗出为特征的疾病。最早于 1877 年由 Leber 描述。RVO 按照血栓解剖学位置的不同分为视网膜中央静脉阻塞（central retinal vein occlusion，CRVO）和视网膜分支静脉阻塞（branch retinal vein occlusion，BRVO）。RVO 又可分为缺血型和非缺血型。缺血型者视力下降严重，预后较差。其最严重的并发症是新生血管性青光眼，在 6 周～6 个月内发生者约为 6%；非缺血型病变发展到一定程度可转化为缺血型。

RVO 多发生在 50 岁以上的中老年人，男女发病无明显差异，超过半数有相关的心血管疾病。据 Rogers 等的调查与推算，2008 年全球 30 岁以上人群中约有 RVO 患者 1640 万，其中 BRVO 患者约 1390 万，CRVO 患者约 250 万。Song 等最近发表的调查与推算结果显示，截至 2015 年，全球范围内 30～89 岁人群中 RVO、BRVO 和 CRVO 的患者数已分别增长至 2806 万、2338 万和 467 万[2]。我国北京眼科研究调查结果显示，CRVO 的发病率为 0.1%，而 BRVO 的发病率为 1.3%，远高于 CRVO[3]。

尽管该病在 1878 年就已被知晓，且有大量的文献对其进行报道，但对该病的治疗仍然是有很大争议的。RVO 患者常因继发的黄斑水肿（macular edema，ME）和新生血管等并发症导致视力下降甚至丧失，这严重影响了患者的生活质量。

RVO 是眼底病领域的"顽疾"，也是临床研究的热点。关于 RVO 的治疗，多年来有许许多多的方法，包括药物、激光、手术、血液稀释疗法和高压氧等手段进行治疗，其中药物治疗主要包括皮质类固醇激素类药物、抗血管内皮生长因子（vascular endothelial growth factor，VEGF）类药物、溶栓类药物和中药。由于发病机制仍未阐明和致病原因复杂多变，该病的治疗效果尚不能令人满意。

视网膜静脉阻塞属于中医学"暴盲""视瞻昏渺"等范畴。结合眼底体征可

归属于血证范畴。本病中医病机主要涉及气、血、痰，病位涉及心、肝、肾等。中医辨证多为本虚标实证，祛瘀通络为治疗通则，初期以治标为主，重在止血祛瘀；中期结合全身症状辨证施治；后期宜固本，酌加益气养血补肾之品。

基础篇

❖ 何谓视网膜中央静脉阻塞？其病因及发病机制是什么？

视网膜中央静脉阻塞（CRVO）是由于各种原因引起的筛板附近或筛板以上部位的视网膜中央静脉血流梗阻而导致的一种急性或亚急性眼病（图6-1）。

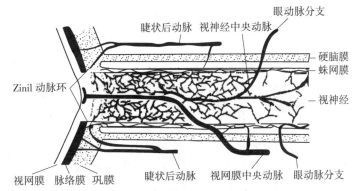

图6-1　视网膜中央静脉阻塞的解剖学因素

引起本病的病因，老年人与青壮年有很大差异。前者绝大多数继发于视网膜动脉硬化，后者则多为静脉本身的炎症。视网膜动脉硬化常见于慢性进行性高血压病或动脉硬化、心脏病。静脉炎症则可由静脉周围炎（Eales病）、葡萄膜炎、Behcet综合征、结节病、脓毒性栓子等引起。

本病发病机制十分复杂，目前还不完全清楚，多数文献认为由动脉供血不足、静脉管壁损害、血液流变学改变、邻近动脉粥样硬化压迫静脉、球后外部压迫（如甲状腺眼病、眼眶肿瘤、球后出血）等多种因素相互影响而成。其中静脉管壁损害可能是主要的。

近年来研究已经明确炎症反应在RVO进展中发挥作用：炎性细胞因子IL-6和VEGF水平与ME严重程度和视网膜缺血存在相关性[4]。

在视神经内，视网膜中央动脉伴随视网膜中央静脉前行，穿过筛板，进入球内出现在视盘（视乳头）表面。在行经筛板时，动静脉之间被同一外膜包被，因此该段动脉硬化时，常压迫邻近的静脉，成为视网膜中央静脉阻塞的解剖学因素。

❖ 何谓视网膜分支静脉阻塞？其病因及发病机制是什么？

视网膜分支静脉阻塞（BRVO）是由于各种原因导致的视网膜分支静脉急性血管梗阻而引起的一种常见眼底疾病。常由于毗邻的动脉血管壁硬化压迫交叉处的静脉血管壁或血管壁炎症所致。

发病因素与 CRVO 相似，其中视网膜动静脉的解剖关系尤为突出。

分支静脉阻塞多发生在颞侧（90.3%），尤其是颞上象限（54.9%），而且在阻塞处均发现有静脉后位交叉压迫征（100%），故静脉后位交叉可能是 BRVO 的危险因素之一[5]。

❖ 中医眼科如何认识视网膜静脉阻塞的病因病机？

RVO 属中医学"暴盲""视瞻昏渺"等范畴，在古代医籍中早已有相关论述，对其病因病机认识如下。

（1）精神抑郁，肝气不疏，气滞不行，致血行滞涩，久则脉络瘀阻而不通。

（2）真阴亏耗，不能潜阳，肝阳上越，上扰清窍，气血逆乱失调而郁闭，引起此病。

（3）脾失健运，痰湿内停，久积化热生火，痰湿火邪上犯于目，蒙蔽清窍，脉络阻塞而发热。

（4）心火内盛，或肝经郁热，火热煎灼血液脉络，久则血凝脉损，阻塞不通。

❖ 如何理解视网膜静脉阻塞属于"眼科血证"的范畴？

《景岳全书·杂证谟》云："血动之由，唯火唯气耳。"说明气与火是血脉运行紊乱的主要因素，与血证临床相符，在目同此。火有实火虚火之分，气有气滞、气逆及气虚、气陷之别，终致血脉瘀滞，目络不通。引起气病与火病的原因有外感、饮食、情志、劳倦等，与五脏有关，但以肝脾肾为主，本在五脏，标在气火瘀。早期多气虚及火热为病，中期瘀滞为主，晚期肝肾亏虚，痰瘀互结。

肝主疏泄条达，若因情志不畅则肝郁气滞，气滞则血瘀；或因暴怒伤肝，气火上逆，血随气逆，壅遏于上，亦致目络瘀滞。脾主运化，位居中央，为气机运化枢纽，气机不利则致气滞，气滞不能运血则血脉瘀滞。肾为先天之本，为一身阴阳之根，阴虚则不能制阳则虚火内生，向上熏灼目络，气血运行紊乱，日久必致血瘀，且阴虚本身亦可导致血瘀，即水少舟停，血脉枯滞，阳气虚弱则血脉失于温运和推动而瘀滞不通。另外，心主血脉，在五行属火，心火上逆则血脉壅滞，导致血瘀，日久灼伤脉络导致出血；肺主气，其华在皮毛，肺气不固，则外

邪入里化热，火热上犯，亦致目络壅滞及络破血溢等。

RVO 的病因诸多，但最终都导致血脉运行不畅，属于典型的血瘀证。

诊断篇

❖ 视网膜静脉阻塞的诊断要点有哪些？

1. 病史

本病多见于中老年人，发病急骤，多有高血压、高脂血症等全身疾病病史。虽然其病因主要与动静脉壁改变或动静脉交叉压迫、血栓形成、血液流变学异常、炎症，以及外力压迫血管等因素有关，但临床上常为多因素综合致病。

2. 视力

主干阻塞者，视力明显减退；分支阻塞者，视力下降不明显。

3. 眼底检查

发病后可见阻塞静脉相应区域视网膜呈现火焰状或斑块状出血及棉絮状渗出斑，阻塞静脉呈高度充盈曲张状态，视网膜动脉变细、反光增强，视网膜动静脉可被出血及渗出遮盖，呈隐形状（彩插1、彩插2）[6]。

4. 荧光素眼底血管造影

视网膜循环时间延长，毛细血管扩张、渗漏，静脉管壁染色，可无/有无灌注区（图6－2）。发病初期及时行眼底血管荧光造影有助于诊断：根据阻塞部位、程度和造影时间的不同，荧光图像有较大差异，可有动静脉循环时间延长，静脉血管内荧光素流缓慢、出现层流，毛细血管扩张，荧光素渗漏或出现无灌注区等。

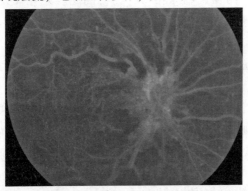

图6－2　视网膜中央静脉阻塞荧光素眼底血管造影（右眼）

(静脉明显迂曲扩张，毛细血管扩张、荧光素渗漏，并可见视乳头及视网膜血管周围多处小片状无灌注区[6])

5. 视野

可见与视网膜受损区域相对应的视野缺损。视野检查可见与视网膜受损区域相对应的改变，但特异性不强。如果出现玻璃体积血，眼底未能窥清者可行超声波检查，协助判断玻璃体视网膜病变情况。

6. 全身检查

血压、血脂、血糖异常，血液流变学检查异常。

❖ 视网膜静脉阻塞非缺血型和缺血型如何鉴别?

RVO 根据缺血性质可分为非缺血型和缺血型两类。

Hayreh 根据 4 种功能性检测：视力、视野、相对性传入瞳孔障碍、视网膜电图；以及两种形态学检测：眼底检查和荧光血管造影，来区分非缺血型和缺血型（表 6 - 1）[7]。

表 6 - 1　视网膜静脉阻塞非缺血型和缺血型的鉴别

	非缺血型	缺血型
视力	通常轻度下降	明显下降
视野	周边视野正常无或有相对中心暗点	周边视野缩小
相对性传入瞳孔障碍	无	存在
视网膜电图	b 波及 b/a 值正常或轻度下降	b 波振幅明显降低，b/a 值明显下降
眼底	①视乳头正常，或轻度毛细血管扩张 ②黄斑正常或轻度水肿 ③静脉迂曲扩张 ④出血少，无或少见棉絮斑	①视乳头高度水肿充血，边界模糊，为出血掩盖 ②黄斑明显水肿、出血，并可形成囊样水肿
荧光血管造影	①视网膜静脉充盈 ②毛细血管床灌注良好	①视网膜静脉闭塞 ②大片毛细血管无灌注区

❖ 与视网膜静脉阻塞相关的主要并发症有哪些?

与 RVO 相关的两个主要并发症是 ME 和继发于虹膜新生血管的新生血管性青光眼造成的视力下降。

❖ 视网膜静脉阻塞如何辨证分型?

迄今为止，研究者对 RVO 辨证分型的认识可谓百家争鸣，尚未建立起统一的 RVO 基本证型。根据本病的眼底改变和全身症状，其中医证型主要分为五型，

临床上应根据该病患者眼部体征、全身症状及病变时段综合判断。

眼底视网膜出血、渗出、水肿是该病的主症，络损血瘀是该病的主要病机，贯穿于病变全过程。五种证型可单独或混合出现。

1. 血热妄行证

本证见于出血（发病早期）1～2周以内，可因患者体质不同略有差异；视力突然下降，眼底视网膜可见火焰状出血，沿静脉分布，血色鲜红，常有棉絮样斑块渗出；舌质红，苔薄黄，脉弦数。根据血证论治，眼部血证以血热为主因，多由血热妄行、血不循经、溢于脉外所致。

2. 痰瘀互结证

本证辨证要点为：视物模糊，眼底有暗红色出血，视盘边界模糊、水肿常被出血遮盖，动脉变细，多有硬化，静脉扩张迂曲，视网膜黄斑水肿，有星芒状渗出或有黄斑囊样水肿；头重眩晕，胸闷脘胀，时咳嗽痰多；舌有瘀点，苔白腻，脉弦或滑。

3. 肝郁化火证

本证辨证要点为：视力下降，眼底所见同痰瘀互结证；胸胁满痛，烦躁易怒，面红耳赤，头昏，口苦咽干；舌质红，苔黄，脉弦数。多因情志不舒、肝气郁结刺激，突然性引起气滞血瘀，气血瘀闭，脉络阻塞而急性发病。

4. 阴虚阳亢证

本证辨证要点为：视力下降，眼底所见同痰瘀互结证；眩晕，急躁，腰膝酸软，遗精乏力；舌质绛，无苔，脉弦细。阴虚阳亢证患者素体为阴虚体质，多因情志刺激而发病，为虚实夹杂证。发病初期多有暴怒伤肝或阴虚阳亢的病因，导致肝气郁闭，气血上壅，脉络瘀阻而致急性发病。

5. 气虚血瘀证

本证辨证要点为：视力下降，迁延日久，视网膜色泽秽浊，出血部分吸收，血色暗黑，血管闭塞呈白线状；身倦懒言，气短乏力，头晕耳鸣，腰酸腿软；舌质暗淡有瘀斑，边有齿痕，脉沉细。气虚血瘀证多发生在疾病后期，一般在3个月后，久病必虚，脉络瘀滞；或素体虚弱，气不摄血，血行无力致脉络瘀阻。

治疗篇

❖ 视网膜静脉阻塞的主要治疗原则是什么？

RVO的治疗原则为改善视网膜血液循环，降低血液黏稠度，溶解血栓，促

进出血、水肿、渗出的吸收，控制眼底血管炎症等。

西医主要针对全身原发病及与新生血管增生相关的 ME、玻璃体视网膜增殖性病变、青光眼等进行干预治疗。

中医常按血证进行辨证论治，止血、祛瘀、宁血、补虚为治血四大法则。

虽然本病病因多端，但血瘀是其共同表现，临床需辨证求因，审因论治，同时适当加用活血化瘀药物。

辨证论治不离气、痰、瘀、虚，根据病程阶段，早期止血为主，酌加活血，中期活血化瘀，晚期扶正散结。同时要注意养血理气活血，以使脉络通畅，尽力保护患者的视力。

❖ 视网膜中央静脉阻塞主要有哪些治疗方法？

（1）治疗内科原发病及发病危险因素：积极治疗高血压、糖尿病、高黏血症、高脂血症、炎症等；停止口服避孕药，不用利尿药降血压。

（2）抗血小板聚集药：如阿司匹林。

（3）若出现眼压升高，应予以降压处理。

（4）如果出现视网膜、视盘、虹膜或前房角新生血管，可行全视网膜光凝。

（5）如果 ME 持续 3~6 个月，视力低于 0.5，可行黄斑区格栅样光凝。

（6）玻璃体腔内注射曲安奈德或抗 VEGF 药物有助于减轻 ME，但可复发。

（7）活血化瘀等中药治疗。

❖ 视网膜分支静脉阻塞主要有哪些治疗方法？

（1）及时治疗内科原发病。

（2）出现大批视网膜无灌注区及视网膜新生血管者行光凝治疗。

（3）若慢性 ME 持续 3~6 个月，视力低于 0.5，FFA 显示中心凹周围毛细血管完好的患眼，可对黄斑行黄斑区格栅样光凝治疗，有助于视力的提高。

（4）玻璃体腔内注射曲安奈德或抗 VEGF 药物有助于减轻 ME。

（5）手术治疗可试行视网膜动、静脉鞘膜切开术。

（6）活血化瘀等中药治疗。

❖ 目前眼科临床常用于视网膜静脉阻塞治疗的抗 VEGF 药物有哪些？

近年来抗 VEGF 药物引入 RVO 继发 ME 的治疗，开辟了该病治疗的新途径。RVO 继发 ME 患者玻璃体腔内、房水中的 VEGF 浓度较正常人高，且 VEGF 已被

证实与 RVO 继发 ME 的发生发展有密切关系。

1. 贝伐单抗

贝伐单抗是一种人源化的全长 VEGF 单克隆抗体，能够与体内各种 VEGF 亚型结合，抑制其作用。已有大量研究证实，玻璃体腔注射贝伐单抗能提高 RVO 继发 ME 患者的视力，降低患者的黄斑中心凹厚度（central macular thichness，CMT）。但贝伐单抗作用时间较短，大部分患者需要重复注射治疗[8]。

2. 雷珠单抗

雷珠单抗是一种重组化抗 VEGF 的单克隆抗体片段，2006 年 6 月被美国食品和药物管理局（FDA）批准用于眼科临床，于 2010 年通过 FDA 的批准，用于治疗 RVO 导致的 ME。其分子量较小，能较好地穿透视网膜，玻璃体内的生物利用度可达 50% ~ 60%。雷珠单抗靶向抑制人血管内皮生长因子 A（VEGF - A），它与 VEGF - A 亚型（即 VEGF110、VEGF121 和 VEGF165）以较高的亲和力结合，从而抑制 VEGF - A 与其受体 VEGF - 1 和 VEGF - 2 的结合。这样就可以拮抗 VEGF 促血管内皮增殖作用，抑制血管生成，降低血管通透性，从而使黄斑水肿患者视网膜内渗出液释放减少，并促进其吸收，达到消除水肿、减轻症状的目的。目前已有 2 个大型双盲、多中心、随机对照的Ⅲ期临床试验：BRAVO 和 CRUISE，分别评估了雷珠单抗治疗 BRVO 继发 ME（397 眼）和雷珠单抗应用于治疗 CRVO 继发 ME（392 眼）的有效性和安全性。除此之外，另有一些样本量较小的临床研究观察证实了玻璃体腔注射雷珠单抗治疗 RVO 继发 ME 的有效性。但因雷珠单抗半衰期较短，ME 易复发，需要多次重复注射治疗。

3. 阿柏西普

阿柏西普于 2011 年 11 月获得美国 FDA 批准用于湿性年龄相关性黄斑变性，并于 2012 年 9 月获得美国 FDA 批准用于 CRVO，2015 年获得欧盟批准用于 BRVO 继发 ME 的治疗。阿柏西普是一种重组人融合蛋白，是人 VEGF 受体 VEGF - 1 和 VEGF - 2 的细胞外区域部分与人免疫球蛋白 G 的 Fc 片段结合体，除了能有效结合、阻止 VEGF - A，还可与 VEGF - B 和血小板衍生生长因子（platelet - derived growth factor，PDGF）的所有亚型相结合并阻断其活性，即可直接或间接作用于 VEGF 家族所有成员。作为新一代抗 VEGF 药物，阿柏西普比雷珠单抗更有亲和力，尤其抗 VEGF - A 作用时间长，可减少新生血管形成，降低血管通透性。

4. 康柏西普

康柏西普眼用注射液于 2013 年 12 月由我国食品药品监督管理总局批准用于治疗湿性年龄相关性黄斑变性。康柏西普是应用生物工程技术生产的重组融合蛋白，核心区域由人 VEGF 受体（VEGFR）1 中的免疫球蛋白样区域 2 和 VEGFR2

中的免疫球蛋白样区域 3、4 与人免疫球蛋白 Fc 片段经融合而成，是全人源化氨基酸序列，能竞争性地抑制 VEGF 与受体结合并阻止 VEGF 家族受体的激活，从而抑制内皮细胞增殖及血管新生。它可以阻断 VEGF – A 所有亚型、VEGF – B 及胎盘生长因子，可完全穿透视网膜，具有多靶点、亲和力强、作用时间长等特点。康柏西普有望在获得良好疗效的同时减少注射次数，从而减少注射相关不良反应的风险，并降低治疗费用，利于推广。

❖ 视网膜激光光凝治疗用于视网膜静脉阻塞的作用及机制是什么？

自 1971 年 Krill 首次报道激光治疗 BRVO 以来，激光光凝应用于治疗 RVO 已经有 40 多年的历史。激光治疗作为 RVO 治疗的重要手段，具有廉价、起效快、并发症少等特点，且常和药物联合使用。视网膜激光光凝治疗可提高视网膜出血的吸收，消除 ME，缩短病程，保护视力，且能有效控制并发症的发生。其作用机制是：通过激光的热效应降低病变区域视网膜耗氧量，改善阻塞区域缺血缺氧的状况，并阻断和抑制视网膜细胞因缺氧变性坏死不断释放出 VEGF 而导致的新生血管的形成，改善黄斑区血液循环；另一方面可直接破坏新生血管的生长，使新生血管的通透性降低。

黄斑毛细血管渗漏或毛细血管广泛破坏而导致视网膜水肿增厚，可采用格栅状光凝。总干完全性阻塞（缺血型），可采用大范围视网膜光凝，即全视网膜光凝（PPP）。全视网膜光凝对预防新生血管性青光眼有一定作用，特别在虹膜瞳孔缘出现逗号状 1~2 个红色小点时（新生血管芽），更应立即给予 PPP。

❖ 什么是激光视网膜 – 脉络膜吻合术？其目的及机制是什么？

对总干不完全阻塞（非缺血型）可做激光视网膜 – 脉络膜吻合术，目的是诱导视网膜与脉络膜间血管吻合支形成。正常时，视网膜静脉和脉络膜静脉之间存在压力梯度，当 RVO 发生后，这种压力梯度增大。以氩 – 绿激光（亦可用穿透力较强的氪红激光）破坏视网膜色素上皮层及其下的 Bruch 膜，使视网膜与脉络膜间血管构成短路后，视网膜静脉血便可顺着压力梯度流向脉络膜并形成固定的吻合支，从而降低视网膜静脉压，避免了由于视网膜循环障碍而引发的一系列病理改变。

❖ 西医临床治疗视网膜静脉阻塞的"痛点"有哪些？

皮质类固醇激素类和抗 VEGF 类药物，两者都可以显著促进水肿消退和提高

患者视力。抗 VEGF 类药物具有效果显著、安全等特点，但价格昂贵、复发率高、需反复长期注射。相比之下，激素类药物廉价，复发率相对较低，但是应用激素类药物的患者易产生高眼压、白内障等并发症，对其应用具有很大限制。

在临床上，激光治疗多与抗 VEGF 类药物和皮质类固醇激素类药物等联合使用治疗 RVO，并取得较好疗效。但是 RVO 患者进行视网膜激光光凝治疗的时机现在仍未达成共识，而且光凝对视网膜视细胞以及视觉功能会造成不可逆损伤，如周边视野损伤、暗适应下降等。

❖ 如何理解活血化瘀中药在视网膜静脉阻塞治疗中的使用？

活血化瘀中药在治疗视网膜出血性疾病中常起着不可低估的作用。其药理作用有扩张血管、降低血管通透性、促进出血及渗出的吸收、降低血液黏稠度、溶解血栓等。

中医认为，离经之血皆属瘀血，大量视网膜出血和静脉明显迂曲扩张、视乳头充血等表现，为运用活血化瘀中药提供了使用指征。

❖ 如何根据中医辨证对视网膜静脉阻塞进行论治？

（一）辨证选方

1. 血热妄行证

眼底表现：眼底视网膜可见火焰状出血，沿静脉分布，血色鲜红，常有棉絮样斑块渗出。

舌脉：舌质红，苔薄黄，脉弦数。

治法：凉血止血为主，兼以活血化瘀。

主方：十灰散（《十药神书》）合生蒲黄汤（《中医眼科六经法要》）加减。

组成：大蓟 9g、小蓟 9g、荷叶 9g、侧柏叶 9g、白茅根 9g、茜草 9g、大黄 9g、栀子 9g、牡丹皮 9g、生蒲黄 25g、旱莲草 30g、三七粉 3g。

方解：方中大蓟、小蓟甘凉入血分，长于凉血止血，兼能祛瘀，为君药；荷叶、侧柏叶、白茅根、茜草均凉血止血；栀子清热泻火，且能凉血止血；大黄清热降火，引热下行，使气降血止；牡丹皮清热凉血祛瘀，使血止不留瘀，为佐药。

2. 痰瘀互结证

眼底表现：眼底有暗红色出血，视盘边界模糊、水肿常被出血遮盖，动脉变细，多有硬化，静脉扩张迂曲，视网膜黄斑水肿，有星芒状渗出或有黄斑囊样

水肿。

舌脉：舌有瘀点，苔白腻，脉弦或滑。

全身症状：头重眩晕，胸闷脘胀，时咳嗽痰多。

治法：祛瘀化痰，养血活血。

主方：桃红四物汤（《医宗金鉴》）合二陈汤（《太平惠民和剂局方》）加减。

组成：桃仁 15g、红花 15g、当归 15g、川芎 15g、赤芍 15g、白芍 15g、熟地黄 15g、法半夏 15g、陈皮 15g、三七粉 3g。

方解：方中以强劲的破血之品桃仁、红花为主，主活血化瘀；以甘温之熟地、当归滋阴补肝，养血调经；芍药养血和营，以增补血之力；川芎活血行气，调畅气血，以助活血之功；配合二陈汤治疗本病痰瘀互结证者，可起到祛瘀化痰、养血活血的作用。

3. 肝郁化火证

眼底表现：眼底有暗红色出血，视盘边界模糊、水肿常被出血遮盖，动脉变细、多有硬化，静脉扩张迂曲，视网膜黄斑水肿，有星芒状渗出或有黄斑囊样水肿。

舌脉：舌质红，苔黄，脉弦数。

全身症状：胸胁满痛，烦躁易怒，面红耳赤，头昏，口苦咽干。

治法：平肝泻火，活血化瘀。

主方：四逆散（《伤寒论》）合龙胆泻肝汤（《医方集解》）加减。

组成：柴胡 9g、枳实 6g、甘草 6g、白芍 6g、龙胆草 6g、黄芩 9g、当归 8g、泽泻 12g、生地黄 20g、三七粉 3g、车前子 9g、赤芍 6g。

方解：方中柴胡条达肝气解肝郁，透热外出解郁热，为君药；芍药养血敛阴，柔肝缓急，为臣药；芍药与柴胡相配，散收同用，既补肝体，又利肝用，使柴胡升散而无伤阴血之弊；枳实行气消痞，理气开郁，为佐药，与柴胡相伍，一升一降，肝脾并调，加强舒畅气机、升清降浊之功；与芍药合用，又可调理气血；甘草调和诸药，为使药；与芍药同用，又缓急止痛。

4. 阴虚阳亢证

眼底表现：眼底有暗红色出血，视盘边界模糊、水肿常被出血遮盖，动脉变细、多有硬化，静脉扩张迂曲，视网膜黄斑水肿，有星芒状渗出或有黄斑囊样水肿。

舌脉：舌质绛，无苔，脉弦细。

全身症状：眩晕，急躁，腰膝酸软，遗精乏力。

治法：育阴潜阳，活血化瘀。

主方：天麻钩藤饮（《杂病证治新义》）加减。

组成：天麻 9g、钩藤 12g、石决明 18g、黄芩 9g、栀子 9g、牛膝 12g、益母草 9g、杜仲 9g、桑寄生 9g、白芍 9g、首乌藤 9g、茯神 9g。

方解：方中天麻、钩藤平肝息风，为君药；石决明咸寒质重，功能平肝潜阳，并能除热明目，与君药合用，加强平肝息风之力；川牛膝引血下行，并能活血利水，共为臣药；杜仲、寄生补益肝肾以治本；栀子、黄芩清肝降火，以折其亢阳；益母草合川牛膝活血利水，有利于平降肝阳；首乌藤、朱茯神宁心安神，均为佐药。

5. 气虚血瘀证

眼底表现：视网膜色泽秽浊，出血部分吸收，血色暗黑，血管闭塞呈白线状。

舌脉：舌质暗淡有瘀斑，边有齿痕，脉沉细。

全身症状：身倦懒言，气短乏力，头晕耳鸣，腰酸腿软。

治法：补气活血，化瘀通络。

主方：补阳还五汤（《医林改错》）加减。

组成：生黄芪 120g、当归尾 6g、赤芍 5g、川芎 3g、桃仁 3g、红花 3g、地龙 3g。

方解：方中重用生黄芪为君药，大补脾胃之元气，使气旺血行，瘀去络通；当归尾为臣药，长于活血，兼能养血，有化瘀而不伤血之妙；赤芍、川芎、桃仁、红花为佐药，可助当归尾活血祛瘀；地龙通经活络。

（二）辨证针灸选穴

RVO 病情进入中期后，可给予针灸治疗。常用穴位：睛明、攒竹、合谷、曲池、足三里、瞳子髎、风池、太阳、球后等（表 6 – 2）。每次局部、远端取穴各 2～3 个，留针 10～15 分钟。

表 6 – 2　视网膜静脉阻塞针灸治疗常用穴位

穴名	位置	归经及功效
睛明（BL1）	眼内眦内 1 分许	手太阳小肠经、足太阳膀胱经、足阳明胃经、阳跷脉与阴跷脉的会穴；功效：祛风，清热，明目
攒竹（BL2）	眉头内侧凹陷处	足太阳膀胱经；功效：清热明目，散风镇痉

穴名	位置	归经及功效
合谷（LI4）	拇、食指张开，以另一手拇指关节横纹放在虎口边缘上拇指尖到达处	手阳明大肠经；功效：清热解表，明目聪耳，通络镇痛
曲池（LI11）	屈肘成 90°，横纹线外侧终点	手阳明大肠经；功效：清热疏风，消肿止痛
足三里（ST36）	外膝下 3 寸，胫骨外侧约 1 横指处	足阳明胃经；功效：和胃健脾，通腹化痰，升降气机
瞳子髎（GB1）	目外眦旁，当眶外侧缘处	足少阳胆经；功效：疏散风热，明目退翳，平肝息风
风池（GB20）	颈后枕骨下，与乳突下缘相平，大筋外侧凹陷处	足少阳胆经；功效：平肝息风，清热解表，清头明目
太阳（EX - HN5）	眉梢与眼外眦之间向后 1 寸凹陷处	经外奇穴；功效：清热消肿，止痛舒络
球后（EX - HN7）	当眶下缘外 1/4 与内 3/4 交界处	经外奇穴；功效：明目退翳，通络止痛

（三）　离子导入治疗

活血化瘀药物（丹参、血栓通等）离子导入治疗 RVO。

❖ 治疗视网膜静脉阻塞常用的中成药有哪些？

中成药由于服用方便，若辨证准确，证型相合则疗效肯定，临床上也为医者所习用。

（1）活血明目片：每次 5 片，一日 3 次，适用于 CRVO 中期。

（2）复方丹参滴丸：每次 10 粒，一日 3 次，适用于 RVO 中晚期。

（3）云南白药胶囊：每次 0.25g，一日 4 次，适用于 RVO 早期。

（4）复方血栓通胶囊：每次 2 ~4 粒，一日 3 次，适用于 RVO 中晚期。

❖ 治疗视网膜静脉阻塞常用的中药注射液有哪些？

本病在发作中后期（一般 1 个月以后）可以配伍中药注射液静脉滴注，如葛根素注射液、川芎嗪注射液、丹参注射液、血栓通注射液等。

葛根素注射液可用于冠心病、心绞痛、心肌梗死、急性视网膜动脉阻塞或静脉阻塞的辅助治疗。用量用法：每次 200 ~400mg，加入 5% 葡萄糖注射液 500ml 中静脉滴注，每日 1 次，10 ~15 天为 1 个疗程。

川芎嗪注射液可以用于治疗脑血栓形成，同时还可以用于治疗脉管炎、冠状动脉粥样硬化性心脏病，对于脑栓塞、脑动脉供血不足的患者都有着一定的改善

功效。用量用法：每次 40 ~ 80mg，稀释到盐水或者葡萄糖注射液当中，加到 250 ~ 500ml 的液体中静脉滴注，每日 1 次，10 天为 1 个疗程。

丹参注射液的功效为活血化瘀，通脉养心。用于冠心病胸闷，心绞痛。用量用法：一次 10 ~ 20ml，加入 5% 葡萄糖注射液 500ml 中静脉滴注，每日 1 次，10 天为 1 个疗程。

血栓通注射液的功效为活血祛瘀、扩张血管及改善血液循环。用于视网膜中央静脉阻塞、脑血管病后遗症、内眼病、眼前房出血等。用量用法：静脉滴注，一次 2 ~ 5ml，用 10% 葡萄糖注射液 250 ~ 500ml 稀释后使用，每日 1 ~ 2 次，10 天为 1 个疗程。

❖ 视网膜静脉阻塞何时考虑手术治疗？

BRVO 多数发生于视网膜动静脉交叉处，此处动静脉被共同的血管外膜包裹，因此静脉在交叉处易于受到动脉硬化等影响而导致管腔狭窄，血液回流受阻。因此有人试行切开交叉处血管外膜以缓解分支阻塞静脉压（动静脉外膜切开术），在改善分支静脉阻塞的预后方面，取得了较好成绩（Opremcak，1999）。对于总干阻塞视功能严重损害者（视力 ≤ 0.05），有学者（Opremcak，2001）提出在视乳头鼻侧做放射状视神经切开术（RON）（不能损及视乳头－黄斑纤维束及视网膜中央动、静脉），以接触视网膜中央动静脉在巩膜管内受到的挤压，有一定效果。该手术设计的原理：松解受限制的巩膜出口，改善了视网膜血供及血液回流；诱发了脉络膜视网膜分流血管，将视网膜循环排出至脉络膜，可加速视网膜水肿的消退；玻璃体后皮质及后界膜切除，有利于 ME 的消退。

对于严重并发症如牵拉性视网膜脱离、浓密玻璃体积血、致密的机化膜等，可采取玻璃体手术。新生血管性青光眼先行玻璃体腔注射抗 VEGF 药物，再行全视网膜光凝，必要时行小梁切除术或青光眼减压阀植入。

❖ 中西医结合治疗视网膜静脉阻塞的优势如何体现？

长期以来，虽然对 RVO 及其继发 ME 的病因、发病机制开展了大量基础和临床研究，并取得了部分进展，但由于黄斑区视网膜结构的特殊性及敏感性，目前临床上缺少安全性高、疗效确切的治疗措施。

中西医结合为目前临床上治疗 RVO 最常用的方法，适应证广，操作性强，疗效肯定。中医通过辨病与辨证相结合、整体辨证与局部辨证相结合，可标本兼治，治疗 RVO 及其继发的 ME 有独特的优势；西医从发病机制着手，提出新理论，研发新药物及新的给药途径，为 RVO 及其继发 ME 的治疗提供更大的空间。

　　西医和中医在治疗本病上都有一定优势和专长，二者取长补短，优势互补，相互促进，能更好地发挥治疗效果，从而更为有效地促进水肿吸收，提高视力，减少 ME 复发次数。

预防篇

❖ 视网膜静脉阻塞若不治疗可以自愈吗？其预后如何？

　　无论是非缺血型 RVO 还是缺血型 RVO，其视网膜病变都会在一段不同的时间后自然恢复，恢复时间有明显的个体化差异。因此，RVO 是一种自限性疾病，尽管在病程中可能引起不同的并发症。

　　RVO 经积极治疗，一般 1～4 个月出血、水肿、渗出可完全吸收，视力大都可以提高。若黄斑部损害严重，则视力预后不良。

　　本病的预后因阻塞的原因、部位、程度等有很大差异：就发病原因而言，炎症引起的阻塞由于管壁与内膜肿胀是可逆性的，不同于动脉硬化波及而引起的阻塞。后者静脉管壁增厚、管腔狭窄由内膜下及内膜细胞增生所致，是不可逆的。故炎症性阻塞的预后应优于硬化性阻塞；就阻塞的部位而言，分支阻塞优于半侧阻塞，半侧阻塞优于总干阻塞（表 6-3）；就阻塞的程度而言，非缺血型优于缺血型阻塞。特别是总干的完全性阻塞，荧光血管造影有大面积无灌注区者，不仅致盲率高，而且新生血管性青光眼的发生率也高，预后更为不良。

　　当然，对以上各项预后估计，都不是绝对的。例如是否能及早形成有效的侧支循环，是否能得到及时合理的治疗等，均可直接影响预后。

　　黄斑出现水肿后，短期内不能消退者，势必严重损害中心视力。

表 6-3　视网膜静脉阻塞不同阻塞部位的预后

CRVO	通常视力逐渐下降
	不治疗时，小部分患者视力自行改善，3～40 个月视力通常 ≤73 ETDRS 字母；起病视力 35～65 ETDRS 字母的患者，20% 可自行改善
	非缺血性 CRVO：部分患者完全缓解，无并发症，但 30% 患者在 3 年内转为缺血性 CRVO
	缺血性 CRVO：>90% 患者最终视力 ≤6/60
BRVO	预后优于 CRVO
	不治疗时，50%～60% 患者 1 年后视力 ≥6/12，大约 20% 患者视力逐渐明显下降
	有黄斑水肿者，18%～41% 的眼视力自发改善（≤6/12）

❖ 视网膜静脉阻塞防治常用的养生保健方法有哪些？

1. 饮食

患病期间饮食以清淡而富有营养的食物为主，忌食辛辣、刺激性及肥甘油腻食物，不饮酒，调整脾胃功能，保持二便通畅，以防影响药效的发挥。对曾因食用如鱼、虾、蟹等食物复发者应需绝对禁食。可以作为饮食治疗的方药有山药沙参瘦肉汤：山药30g，沙参20g，猪瘦肉100g，入锅煮汤，加入冰糖或食盐。适用于病变中后期阴虚患者。

2. 运动

适量活动，增强体质，避免过度疲劳，保证睡眠充足，是预防本病的重要措施。

3. 心理（中医七情与心理）

患者要注意避免情绪激动，保持心情愉快舒畅，遵医嘱，定期复查，按时服药。

◀ 结语

对于 RVO 的治疗，目前仍无根治的方法，自抗 VEGF 药物应允以来，以其安全、有效、简单易行等优点，几乎成为 RVO 继发 ME 治疗的主流，但是抗 VEGF 药常需多次注射，且价格昂贵。

中西医结合治疗 RVO 是近期研究的热点，并取得了一定成效，但安全性、有效性及远期预后仍需要临床大样本的研究。

RVO 患者眼内细胞因子的研究是进来国内外研究的热点，研究人员力求能发现 RVO 治疗的新靶点，从而为 RVO 的治疗开辟另一条新的道路。

我们更加期待随着研究的进展，从 RVO 病因和发病机制入手，研制的新方法，不仅具有良好、持久的效果，而且有较小的副作用，能从根本上治愈 RVO。

RVO 治疗中，应根据患者的个体化差异，选择最佳治疗方案。中医辨证论治对于 RVO 的治疗具有很大潜力。发挥我国传统医药的优势，是值得我们进一步探索的。

RVO 的预后与其病程有关，病程短的预后明显好于病程长的。建议患者早期诊断、早期治疗并且密切随访。

参考文献

［1］Rogers S. The prevalence of retinal vein occlusion：pooled data from population studies from the United States，Europe，Asia，and Australia. Ophthalmology，2010. 117（2）：p. 313－9 e1.

［2］Song P. Global epidemiology of retinal vein occlusion：a systematic review and meta－analysis of prevalence，incidence，and risk factors. J Glob Health，2019. 9（1）：p. 010427.

［3］Xu L，Liu W W，Wang Y X，et al. Retinal vein occlusions and mortality：the Beijing Eye Study. Am J Ophthalmol. 2007 Dec；144（6）：972－3. doi：10.1016/j. ajo. 2007. 07. 015. PMID：18036874.

［4］Noma H，Yasuda K，Shimura M. Cytokines and Pathogenesis of Central Retinal Vein Occlusion. J Clin Med. 2020 Oct 27；9（11）：3457. doi：10.3390/jcm9113457. PMID：33121094；PMCID：PMC7692731.

［5］Ip M，Hendrick A. Retinal Vein Occlusion Review. Asia Pac J Ophthalmol（Phila）. 2018 Jan－Feb；7（1）：40－45. doi：10.22608/APO.2017442. Epub 2017 Dec 27. PMID：29280368.

［6］Hayreh S S. Retinal vein occlusion. Indian J Ophthalmol. 1994 Sep；42（3）：109－32. PMID：7829175.

［7］Schmidt－Erfurth U，Garcia－Arumi J，Gerendas BS，et al. Guidelines for the Management of Retinal Vein Occlusion by the European Society of Retina Specialists（EU-RETINA）. Ophthalmologica. 2019；242（3）：123－162. doi：10.1159/000502041. Epub 2019 Aug 14. PMID：31412332.

（谢立科　陆秉文）

第7章 糖尿病视网膜病变

概述

糖尿病视网膜病变（diabetic retinopathy，DR）是糖尿病（diabetic mellitus，DM）最常见的并发症之一，是我国工作年龄人群排名第一位的致盲性疾病。本病主要表现为视力下降，眼底可见微血管瘤、视网膜出血、硬性渗出、毛细血管闭塞、视网膜新生血管形成（neovascularization of retina eleswhere，NVE）等。根据病变严重程度，将 DR 分为非增生期 DR（nonproliferative diabetic retinopathy，NPDR）和增生期 DR（proliferative diabetic retinopathy，PDR）。其中 PDR 与 NPDR 区别的标志是视网膜新生血管的形成，严重者由于视网膜内的新生血管突破内界膜，可引起视网膜前出血、玻璃体积血和新生血管性青光眼等多种并发症，导致视力严重下降，最终失明。

糖尿病已成为全球日益严峻的公共卫生问题，且发病率逐年增长。据国际糖尿病联盟的数据显示[1]：2019 年，全球范围 20～79 岁的 DM 患者已增至 4.63 亿人。我国目前已成为全球糖尿病患者最多的国家，截至 2015 年，DM 患者已达 1.14 亿。而 DR 在 DM 患者人群中的患病率达 24.7%～37.5%，病程 8 年的 DM 患者患病率高达 50%[2]。

DR 是目前临床上最常见的视网膜血管性疾病，继发的黄斑水肿（macular edema，ME）、新生血管、牵拉性视网膜脱离、新生血管型青光眼等并发症导致视力逐渐下降，甚至最终致盲。因此，如何对不同阶段的 DR 患者进行针对性的治疗成为临床治疗的难点。

关于 DR 的治疗，目前临床上主要包括视网膜激光光凝术、抗血管内皮生长因子（vascular endothelial growth factor，VEGF）药物玻璃体腔注射、类固醇激素类药物、玻璃体切除术和中医治疗等[3]。

DR 根据其原发病，归属于中医学"消渴目病""消渴内障"范畴。又根据其临床表现，亦可归属于"视瞻昏渺""云雾移睛""暴盲"等病范畴。本病的基本病机是气阴两虚，又因其常导致视网膜微血管出血，离经之血便为瘀，因此血瘀也是其基本病机之一。病位涉及五脏、肺、脾、胃为主，病性多属本虚标实

证。以益气养阴、活血祛瘀为治疗原则，初期以治标为主，重在活血祛瘀；中期结合全身症状辨证施治；后期宜固本，可加益气滋阴温阳之品。

基础篇

❖ 什么是糖尿病视网膜病变？其发病机制是什么？

DR 是由糖尿病导致的视网膜微血管损害所引起的一系列典型病变，是一种影响视力甚至致盲的慢性进行性疾病。

在糖尿病人群中，影响 DR 发生发展的主要因素是糖尿病的病程和血糖控制水平。另外，还与血糖不稳定、高血压、高血脂、肥胖、肾病、怀孕、吸烟、神经病变等多种危险因素相关。

DR 的发生是多因素、多途径共同作用的复杂过程，目前发病机制尚不完全明确，多数学者认为与长期高血糖作用下形成的晚期糖基化终产物、氧化应激、硝基化应激、炎症反应等密切相关[4]。DR 发生的主要病理改变为视网膜毛细血管的内皮损害，主要包括选择性周细胞丧失、基底膜增厚、毛细血管闭塞、血－视网膜屏障（blood－retinal barrier，BRB）功能破坏所导致的血浆成分的渗漏等[5]。

❖ 什么是糖尿病性黄斑水肿？如何进行分类？其发病机制是什么？

糖尿病性黄斑水肿（diabetic macular edema，DME）是由于液体积聚在黄斑区视网膜中导致视网膜增厚和黄斑囊样改变。DME 可发生在 DR 病程的各个阶段，是患者视力下降的主要原因之一。

根据临床治疗效果，可以将 DME 分为：①局灶性黄斑水肿：通常黄斑区有出血点、环形或三角形硬渗，荧光素眼底造影（fundus fluorescein angiography，FFA）显示局部早期分散的强荧光点，后期渗漏。②弥漫性黄斑水肿：通常黄斑区毛细血管晚期广泛渗漏。③黄斑缺血：指黄斑区内毛细血管网的部分闭锁。

DME 的发病目前认为与长期高血糖、高血压、高糖化血红蛋白以及蛋白尿等有关，主要是由于持续高血糖状态，视网膜缺氧产生 VEGF、白介素－6、白介素－8 等多种细胞因子，破坏 BRB 功能，同时糖基化终末产物堆积，导致视网膜血管通透性增加、管壁受损发生渗漏，在黄斑区渗漏的液体积聚于视网膜外丛状层和内核层，形成 ME[6-7]。

❖ 中医眼科如何认识糖尿病视网膜病变的病因病机？

DR 属中医学"视瞻昏渺"等范畴，众多古籍对其病因病机进行论述，具体认识如下。

（1）病久伤阴，阴虚燥热，虚火上炎，灼伤目中血络。

（2）消渴日久，耗气伤阴，气阴两虚，瘀阻于目。

（3）饮食不节，脾胃受损，气不摄血，血不循经，溢于络外或水液外渗。

（4）消渴病久，肝肾亏虚，目失濡养。

（5）久病伤阴，阴损及阳，致阴阳两虚，寒凝血瘀，目络阻滞，痰瘀互结，最终均伤及于目。

诊断篇

❖ 糖尿病视网膜病变的诊断要点有哪些？

1. 病史

患者具备糖尿病病史，或者在诊断 DR 同时诊断糖尿病。

2. 视力

早期眼部多无自觉症状，病久可有不同程度视力减退，眼部黑影，或视物变形，甚至失明。

3. 眼底检查

可见视网膜微动脉瘤、出血点（斑）、硬性渗出斑、棉绒斑、静脉串珠样改变、视网膜内微血管异常、黄斑水肿、新生血管及玻璃体积血等[8]。

4. 荧光素眼底血管造影

眼底镜下未见 DR 眼底表现者，FFA 检查可出现异常荧光，如微血管瘤高荧光、毛细血管扩张或渗漏、视网膜无灌注区、新生血管及黄斑囊样水肿（cystoid macular edema，CME）。因此，FFA 可提高诊断率，有助于评估疾病的严重程度，指导治疗，并评价临床疗效。

5. 光学相干断层扫描血管造影（OCTA）

OCTA 是最近几年应用于临床的设备，具有分析量化黄斑部视网膜脉络膜血管面积及固定范围血流指数的特点，为临床诊断 DR、判断黄斑水肿提供了新的观察指标和诊断筛查方法，对评估病情、制定治疗方案及调整预后干预措施等有

重要意义[9]。

6. 暗适应和电生理检查

DR 患者可出现暗适应功能异常，表现为杆阈、锥阈升高；多焦 ERG 检查表现为黄斑区反应密度降低；标准闪光 ERG 检查 a 波、b 波振幅降低；DR 早期可见视网膜振荡电位异常，表现为总波幅降低，潜伏期延长。

7. 视野和超声

可见视网膜受损区域相对应的视野缺损或者视网膜敏感度下降，但特异性不强。如果出现玻璃体积血，眼底未能窥清者可行超声波检查，协助判断玻璃体视网膜病变情况。

8. 全身检查

血糖、糖化血红蛋白、血压、血脂等指标异常，或伴肌酐、尿蛋白、肾小球滤过率等肾脏指标异常。

❖ 糖尿病视网膜病变非增生期和增生期如何鉴别？

临床上，按病变严重程度，将 DR 分为 NPDR 和 PDR。

NPDR 眼底主要表现为视网膜微动脉瘤、出血点（斑）、硬性渗出斑、棉绒斑、视网膜毛细血管闭塞、视网膜静脉扩张成串珠、视网膜微血管异常等。一旦出现视网膜新生血管就进入 PDR。眼底表现可见视网膜或视盘新生血管（neovascular of the disc，NVD）、视网膜前出血、玻璃体积血、虹膜表面新生血管，甚至出现新生血管性青光眼。

❖ 糖尿病视网膜病变如何分期分级？

国际上比较通用的 DR 临床分期公布于 2002 年分为 5 期（或 5 级）（表 7 - 1）。2014 年我国根据国情制定分期标准为 6 期，去掉 1 期，将 PDR 细化为 3 期（表 7 - 2）。

表 7 - 1　2002 年 DR 分期（国际）

分级	疾病严重程度	散瞳眼底检查所见
1	无明显视网膜病变	无异常
2	轻度 NPDR	仅有微动脉瘤
3	中度 NPDR	有微动脉瘤，轻于重度 NPDR 表现
4	重度 NPDR	无 PDR 表现，出现下列任一表现： ①任一象限有多于 20 处的视网膜内出血 ②大于 2 个象限静脉串珠样改变 ③大于 1 个象限显著的视网膜微血管异常
5	PDR	出现以下任一改变：新生血管形成、玻璃体积血或视网膜前出血

表 7 - 2　2014 年 DR 分期（中国）

分期	疾病严重程度	散瞳眼底检查所见
1	轻度 NPDR	仅有微动脉瘤
2	中度 NPDR	有视网膜出血、硬渗和棉絮斑
3	重度 NPDR	无 PDR 表现，出现下列任一表现： ①任一象限有多于 20 处的视网膜内出血 ②大于 2 个象限静脉串珠样改变 ③大于 1 个象限显著的视网膜微血管异常
4	PDR 早期	视网膜或视盘新生血管 高危 PDR：NVD > 1/4 ~ 1/3 视乳头直径（disc area, DA）；NVE > 1/2DA；伴视网膜前出血或玻璃体积血
5	PDR 纤维增生期	纤维膜，伴视网膜前出血或玻璃体积血
6	PDR 晚期	牵拉性视网膜脱离，合并纤维膜，可合并或不合并玻璃体积血，也包括虹膜和房角的新生血管

❖ 糖尿病性黄斑水肿如何进行临床分级？

黄斑水肿是 DR 最常见的并发症之一，参照 2003 年 DME 国际分级标准，根据后极部视网膜厚度和硬性渗出是否累及黄斑中心凹可将 DME 分为轻、中、重三级（表 7 - 3）。

表 7 - 3　2003 年 DME 分级（国际）

程度	散瞳眼底检查所见
无	在后极部无明显视网膜增厚或硬性渗出
轻度 DME	在后极部存在部分视网膜增厚或硬性渗出，但远离黄斑中心
中度 DME	视网膜增厚或硬性渗出接近但未累及黄斑中心凹
重度 DME	视网膜增厚或硬性渗出累及黄斑中心凹

❖ 与糖尿病视网膜病变相关的主要并发症有哪些？

DR 的并发症主要有牵拉性视网膜脱离，虹膜新生血管、新生血管性青光眼。PDR 时期，视网膜内的新生血管突破内界膜，在 NPDR 的基础上可见视网膜新生血管、玻璃体积血、增生性新生血管膜、牵拉性视网膜脱离。缺血严重的病例可发生虹膜、房角新生血管形成，最终演变为新生血管性青光眼，导致患者视力明

显下降甚至失明。

❖ 中医如何对糖尿病视网膜病变进行辨证分型？

目前中医对 DR 辨证分型主要有五型，临床上应根据该病患者眼部体征、全身症状及病变时段综合判断。

视力下降或眼前黑影飘动，眼底视网膜出血、渗出、水肿是该病的主症，气阴两虚、络脉瘀阻是该病的基本病机，贯穿于病变全过程。

1. 阴津不足，燥热内生证

本证辨证要点：视力正常或减退，眼底病变多见国际临床分级 1 ~ 3 级；口渴多饮，消谷善饥，大便干结，小便黄赤；舌质红，苔微黄，脉细数。多病久伤阴，阴虚燥热，虚火上炎，灼伤目中血络所致。

2. 气阴两虚，络脉瘀阻证

本证辨证要点：视物模糊，或视物变形，或自觉眼前黑花漂移，视网膜病变多为 2 ~ 4 级；神疲乏力，气短懒言，口干咽燥，自汗，便干或稀溏；舌胖嫩、紫暗或有瘀斑，脉细无力。多消渴日久，耗气伤阴，气阴两虚，瘀阻于目而成消渴目病。

3. 脾失健运，水湿阻滞证

本证辨证要点：视物模糊，或视物变形，或眼前黑影漂移，视网膜病变多为 2 ~ 4 级，以视网膜水肿、棉绒斑、出血为甚；面色萎黄，神疲乏力，小便量多清长；舌质淡，脉弱。多饮食不节，脾胃受损，气不摄血，血不循经，溢于络外或水液外渗所致。

4. 肝肾亏虚，目络失养证

本证辨证要点：视物模糊，甚至视力严重障碍，视网膜病变多为 2 ~ 4 级；头晕耳鸣，腰膝酸软，肢体麻木，大便干结；舌暗红苔少，脉细涩。多消渴病久，肝肾亏虚，目失濡养而成内障。

5. 阴阳两虚，血瘀痰凝证

本证辨证要点：视力模糊或严重障碍，视网膜病变多为 3 ~ 5 级；神疲乏力，五心烦热，腰酸肢冷，下肢浮肿，夜尿频多，小浑混浊如膏脂，大便溏结交替；唇舌紫暗，脉沉细。多久病伤阴，阴损及阳，致阴阳两虚，寒凝血瘀，目络阻滞，痰瘀互结所致。

治疗篇

❖ 糖尿病视网膜病变的主要治疗原则是什么？

DR 作为糖尿病常见的并发症，其发生发展与血糖控制情况密切相关，故其治疗的基本原则是有效控制血糖，同时控制血压、血脂。

本病的病理机制尚未完全明确，西医针对原发疾病，主要以长期稳定控制血糖、改善循环、营养神经等治疗为主；针对 ME、PDR 新生血管形成，采用抗VEGF 药物玻璃体腔注射、皮质类固醇激素类药物、激光光凝术等治疗。

中医则根据本病气阴两虚、目络瘀滞的基本病机，以益气养阴治其本，活血化瘀治其标。初期以治标为主，重在活血祛瘀；中期结合全身症状辨证施治；后期宜固本，可加益气滋阴温阳之品。多项临床和基础研究表明，中医药在改善视功能和眼底及全身症状、控制病变进展有很大优势。

总之，治疗 DR 应该在有效控制血糖的基础上，适时加以视网膜激光光凝术、抗 VEGF 药物玻璃体腔注药术等现代医疗手段，同时结合中医辨证论治，中西医同治以提高临床疗效。

❖ 糖尿病视网膜病变主要有哪些治疗方法？

1. 控制血糖

采用饮食、运动、药物或胰岛素皮下注射等，长期稳定控制血糖，可延缓DR 病程的进展。

2. 改善微循环药物

例如：羟苯磺酸钙、胰激肽原酶等，主要用于非增殖期，改善微循环，减轻视网膜血管渗漏。

3. 光凝治疗

主要用于增生期。可行全视网膜光凝（panrentinal photocoagulation，PRP），可防止新生血管形成，并使已形成的新生血管退化；对于黄斑水肿可行局部光凝，以减轻水肿。

4. 玻璃体腔内注射曲安奈德或抗 VEGF 药物

有助于治疗新生血管和减轻 ME，但可复发。临床上常用的抗 VEGF 药物包括雷珠单抗、阿柏西普、康柏西普。激素有引起白内障和高眼压的副作用。

5. 玻璃体切除术

用于玻璃体积血和（或）有机化条带牵拉的视网膜脱离。

6. 中医药治疗

早期改善症状，控制病变进展；中后期联合激光、玻璃体切除术等方法，有利于病变恢复。

❖ 糖尿病性黄斑水肿主要有哪些治疗方法？

按照 2017 年最新的国际指南，目前糖尿病性黄斑水肿临床上主要采用抗 VEGF 药物玻璃体腔注射，糖皮质激素玻璃体腔注射作为二线治疗，视网膜激光光凝术作为补充治疗。

1. 激光治疗

对于有视网膜强荧光点的患者可采用局部光凝；对于视网膜渗漏区的患者可采用格栅样光凝。激光治疗可以减轻黄斑水肿，但是视力提高有限。在 10 年前激光治疗黄斑水肿一直是一线治疗方法。

2. 抗 VEGF 药物玻璃体腔注射

大量临床和基础研究证实抗 VEGF 对于 DME 有效，目前是 DME 的一线治疗方案，常与视网膜激光光凝术联合治疗，能更好地提高和稳定患者视功能、减轻 ME、提高临床疗效。目前临床上主要注射制剂包括雷珠单抗、阿柏西普、康柏西普等，但是需要反复注射。

3. 糖皮质激素玻璃体腔注射

临床上常用曲安奈德等，对于控制炎症、减轻 ME 有一定作用，但是有并发白内障和眼压升高的副作用。

❖ 目前眼科临床常用于治疗糖尿病视网膜病变的抗 VEGF 药物有哪些？

目前眼科临床常用于治疗 DR 的抗 VEGF 药物主要包括以下两类药物：单克隆抗体类和融合蛋白类[10]。

1. 雷珠单抗

雷珠单抗是人单克隆抗 VEGF 抗体片段重组体，为玻璃体内注药所研制的特异性小分子抗体片段，具有更好的视网膜穿透力，能结合 VEGF – A 所有亚型，可阻止 VEGF 诱导的血管高通透性，被 FDA 批准用于 DME 的治疗。国外有 2 个大型平行、双盲、多中心、假注射随机对照的Ⅲ期临床试验：RISE 和 RIDE，分

别纳入 377 名和 382 名患者，评估玻璃体腔注射雷珠单抗治疗 DME 患者的疗效和安全性[11]；国内使用雷珠单抗联合中医药、激光光凝等进行了多项小规模临床试验，均取得了不错的疗效。但雷珠单抗存在半衰期较短的局限性，导致 ME 易复发，需要多次重复注射治疗。

2. 阿柏西普

阿柏西普是 VEGF 受体诱饵重组融合蛋白，能有效地阻止 VEGF – A、VEGF – B 及 PIGF 所有亚型的活性，其亲和力是雷珠单抗的 140 倍，能有效地抑制新生血管的生成。2011 年阿柏西普被 FDA 批准用于湿性 AMD 的治疗。作为新一代抗 VEGF 药物，阿柏西普抗 VEGF – A 作用时间长，可减少新生血管形成，降低血管通透性。目前国外已有大规模Ⅲ期试验（VISTA 和 VIVID）研究玻璃体内阿柏西普注射治疗 DME 的疗效和安全性[12]。

3. 康柏西普

康柏西普是我国自主研发的新型抗 VEGF 药物，是一种融合蛋白，分子量大小为 143kD，能有效地阻止 VEGF – A、VEGF – B 及 PIGF 所有亚型的活性。康柏西普的 VEGF 受体 1、2 能与 VEGF 高亲和力结合，重组人 IgG1Fc 段能够改变其药代动力学特性，使其在循环中的半衰期延长，从而减慢其速率。2019 年，我国国家药品监督管理局正式批准康柏西普用于治疗 DME 引起的视力损害。关于康柏西普治疗 DME 的全球多中心Ⅲ期临床研究已经启动，将为其远期疗效和安全性进行更深入地评估，以更好地服务于全球 DME 患者。

◈ 视网膜激光光凝治疗用于糖尿病视网膜病变治疗的作用机制是什么？

早在 20 世纪，视网膜激光光凝术已广泛应用于眼科领域中。激光光凝的主要机制是将激光的光能转化为热能，破坏高氧耗的视网膜色素上皮细胞及光感受器复合体，使其瘢痕化，从而与脉络膜之间的氧气弥散能力增强，增强视网膜血管的供血供氧，改善视网膜的缺氧状态，并可减少 VEGF 等细胞因子的产生，抑制 NVE 的形成并促进已形成的 NVE 的消退，降低了 DR 因新生血管出血而导致视力下降的几率，减少 DR 的并发症如虹膜红变、牵拉性视网膜脱离等，有效阻止了病变的发展。但是，有报道也指出激光给患者带来白内障、视网膜功能下降等风险[13]。

◈ 糖尿病视网膜病变何时考虑视网膜激光光凝治疗？

临床上应根据视网膜病变程度以及是否合并黄斑水肿来决定是否进行视网膜

激光光凝治疗。

对于 NPDR 患者而言，未合并 ME 时不建议行全视网膜光凝（panretinal photocoagulation，PRP），合并局灶性黄斑水肿时一般先行黄斑局部光凝，并推迟行 PRP。

对于 PDR 患者而言，若 PDR 早期不合并 ME，可推迟行 PRP；PDR 早期合并有 ME，建议先行 PRP，若 PRP 治疗后再存在 ME，可进行抗 VEGF 药玻璃体腔注射；高危的 PDR 增生早期应该进行积极的 PRP 治疗，以防止新生血管的出血和视力的进一步下降。

对于 DME 患者，目前常用抗 VEGF 药玻璃体腔注射，见效快，疗效好。但对于视网膜强荧光点（多数为毛细血管瘤样膨出）可以配合采用局部光凝；而既往采用的格栅样光凝[2]，目前已经很少应用。

❖ 糖尿病视网膜病变何时考虑玻璃体手术治疗？

增生期进展性 DR 进行玻璃体手术治疗主要考虑以下几个方面。

（1）不吸收的玻璃体积血。

（2）增生性 DR 纤维增生膜。

（3）视网膜前出血。

（4）视网膜被牵拉以及牵拉导致的视网膜脱离、牵拉孔源混合性视网膜脱离。

（5）玻璃体积血合并白内障。

（6）玻璃体积血合并虹膜新生血管。

❖ 西医临床治疗糖尿病视网膜病变有哪些局限性？

DR 目前临床治疗手段主要有视网膜激光光凝、抗 VEGF 药物、皮质类固醇激素等。

视网膜激光光凝治疗主要是通过激光的热效应，使视网膜组织受热后凝固，使视网膜氧耗减少，从而缓解局部组织缺氧情况，促进视网膜微循环的改善，主要适用于治疗 PDR。但也具有一定的不足，可能会发生延迟性潜在的细胞致死性损伤，对患者的视觉功能造成一定影响，如周边视野损伤、暗适应下降等。有白内障和玻璃体积血会影响激光治疗。

抗 VEGF 药物玻璃体腔注射是目前本病的一线治疗方法，可以抑制 VEGF 产生或与受体结合，从而达到减轻血管渗漏及抑制新生血管生长的作用。抗 VEGF 类药物具有效果显著、安全等特点，但价格昂贵、复发率高、需反复长期注射。

皮质类固醇激素玻璃体腔注射，可减轻 PRP 导致的视觉敏感度下降及黄斑水肿等，但该类药物短期疗效显著，长期使用后机体易产生耐药性，同时易产生高眼压、白内障、眼内炎等并发症。因此，该类药物常作为临床辅助治疗手段。

❖ 中医如何辨证治疗糖尿病视网膜病变？

（一）辨证选方

1. 阴津不足，燥热内生证

眼底表现：视网膜病变多为 1～3 级，眼底表现为眼底微动脉瘤、视网膜点片状出血、硬性渗出等，视网膜、黄斑水肿。

舌脉：舌质红，苔微黄，脉细数。

治法：养阴生津，凉血润燥。

主方：知柏地黄丸合玉泉丸加减。

常用药：知母、黄柏、熟地黄、山茱萸、山药、牡丹皮、茯苓、泽泻、葛根、天花粉、麦冬、五味子、甘草。

2. 气阴两虚，络脉瘀阻证

眼底表现：视网膜病变多为 2～4 级，眼底表现为眼底微动脉瘤、视网膜斑片状出血、黄白色硬性渗出、棉绒斑、视网膜内微血管异常等，视网膜、黄斑水肿。

舌脉：舌胖嫩、紫暗或有瘀斑，脉细无力。

治法：益气养阴，活血通络。

主方：六味地黄丸合生脉散加减。

常用药：熟地黄、山茱萸、山药、牡丹皮、茯苓、泽泻、人参、麦冬、五味子。

3. 脾失健运，水湿阻滞证

眼底表现：视网膜病变多为 2～4 级，以视网膜水肿、棉绒斑、出血为甚。

舌脉：舌质淡，脉弱。

治法：健脾益气，利水消滞。

主方：补中益气汤加减。

常用药：黄芪、白术、陈皮、升麻、柴胡、人参、甘草、当归。

4. 肝肾亏虚，目络失养证

眼底表现：视网膜病变多为 2～4 级，眼底可见微血管瘤、视网膜内出血、

渗出、静脉串珠样改变及明显的视网膜内微血管异常，视网膜、黄斑水肿。

舌脉：舌暗红苔少，脉细涩。

治法：滋补肝肾，润燥通络。

主方：六味地黄丸加减。

常用药：熟地黄、山茱萸、山药、牡丹皮、茯苓、泽泻。

5. 阴阳两虚，血瘀痰凝证

眼底表现：视网膜病变多为 3~5 级，眼底可见视网膜水肿、渗出，视网膜有新生血管、出血，玻璃体可有灰白增生条索或与视网膜相牵，出现视网膜增生膜。

舌脉：唇舌紫暗，脉沉细。

治法：滋阴补阳，化痰祛瘀。

主方：偏阴虚者选左归丸加减，偏阳虚者选右归丸加减。

常用药：左归丸由熟地、山药、枸杞子、山茱萸、川牛膝、菟丝子、鹿胶、龟胶组成；右归丸由熟地黄、附子、肉桂、山药、山茱萸、菟丝子、鹿角胶、枸杞子、当归、杜仲组成。

（二）辨证针灸选穴

除有新鲜出血和视网膜脱离者外，均可行针刺治疗。局部可取睛明、球后、太阳、攒竹、百会、风池、足三里、三阴交、肝俞、肾俞等穴，分两组轮流使用。每次局部、远端取穴各 2~3 个，每日 1 次，留针 10~15 分钟，10 日为 1 个疗程。

表 7－4　糖尿病视网膜病变针灸治疗常用穴位

穴名	位置	归经及功效
睛明（BL1）	眼内眦内 1 分许	足太阳膀胱经，手太阳小肠经、足太阳膀胱经、足阳明胃经、阳跷脉与阴跷脉的交会穴；功效：祛风，清热，明目
球后（EX－HN7）	眶下缘外 1/4 与内 3/4 交界处	经外奇穴；功效：退翳明目，通络止痛
太阳（EX－HN5）	眉梢与眼外眦之间向后 1 寸凹陷处	经外奇穴；功效：清热消肿，止痛舒络
攒竹（BL2）	眉头内侧凹陷处	足太阳膀胱经；功效：清热明目，散风镇痉
百会（GV20）	头顶正中线与两耳尖连线的交叉处	督脉；功效：升阳举陷，益气固脱
风池（GB20）	颈后枕骨下，与乳突下缘相平	足少阳胆经；功效：平肝息风，清热解表，清肝明目

穴名	位置	归经及功效
足三里（ST36）	外膝眼下 3 寸，胫骨外侧约 1 横指处	足阳明胃经；功效：健脾和胃，升降气机
三阴交（SP6）	足内踝尖上 3 寸，胫骨内侧缘后方	足太阴脾经、足厥阴肝经和足少阴肾经的交会穴；功效：健脾和胃，调补肝肾，行气活血，通经活络
肝俞（BL18）	第 9 胸椎棘突下，旁开 1.5 寸	足太阳膀胱经；功效：疏肝明目，散结止痛
肾俞（BL23）	第 2 腰椎棘突下，旁开 1.5 寸	足太阳膀胱经；功效：补肾明目

（三）离子导入治疗

血栓通注射液、丹参注射液眼部离子导入治疗 DR，也具有较好的疗效。

❖ 治疗糖尿病视网膜病变常用的中成药有哪些？

中成药是在中医理论指导下，按规定的处方和制剂工艺将其加工制成一定剂型的中药制品，具有性质稳定、疗效确切、毒副作用相对较小，携带、贮藏保管方便等特点，临床上被医者广泛使用。

1. 芪明颗粒

每次 1 袋，一日 3 次，适用于肝肾不足、气阴两虚、目络瘀滞者。

2. 复方血栓通胶囊

每次 2~4 粒，一日 3 次，适用于血瘀兼气阴两虚者。

3. 复方丹参滴丸

每次 10 粒，一日 3 次，适用于气滞血瘀者。

4. 和血明目片

每次 5 片，一日 3 次，适用于阴虚肝旺、热伤络脉者。

5. 双丹明目胶囊

每次 4 粒，一日 3 次，适用于肝肾阴虚、瘀血阻络者。

6. 六味地黄丸

每次 8 丸，一日 3 次，适用于肾阴亏损者。

7. 明目地黄丸

每次 8~10 丸，一日 3 次，适用于肝肾阴虚者。

8. 知柏地黄丸

每次 1 袋，一日 2 次，适用于阴虚火旺者。

❖ 治疗糖尿病视网膜病变常用的中药注射液有哪些?

1. 血塞通注射液

功效：活血祛瘀。适用于中风偏瘫、动脉粥状硬化性血栓性脑梗死、视网膜中央静脉阻塞、DR 见瘀血阻络证者。用量用法：一次 200~400mg，用 5%~10% 葡萄糖注射液 250~500ml 稀释后缓缓滴注，每日 1 次，10~15 天为 1 个疗程。

2. 丹参注射液

功效：活血化瘀，通脉养心。适用于冠心病胸闷、心绞痛、DR 见血脉瘀滞者。用量用法：一次 10~20ml，加入 5% 葡萄糖注射液 500ml 中静脉滴注，每日 1 次，10 天为 1 个疗程。

3. 金纳多注射液（银杏叶提取物注射液）

主要用于脑部、周边和冠状血流循环障碍。也可用于眼部血流及神经障碍，如糖尿病引起的视网膜病变及神经障碍、老年性黄斑变性、慢性青光眼。用法用量：每日 1~2 次，每次 10~20ml，加入生理盐水、葡萄糖或低分子右旋糖酐中静脉滴注。

❖ 中西医结合治疗糖尿病视网膜病变的优势如何体现?

中医药早期防治 DR 具有优势。目前，DR 的主要治疗方法仍为西医治疗，如激光、抗 VEGF 药物玻璃体腔注射、玻璃体切割手术等，主要针对中后期、已经出现严重视网膜损伤的病变，在治疗上有一定的局限性。对于早期 DR，西医没有针对性的方法，此时中医治疗的优势凸显，可以改善症状，预防和控制病变进展。

在 DR 中后期，不论是保守治疗，还是手术治疗都会有一定的并发症，联合中医药治疗，可以减少副作用，减轻炎症反应，促进视网膜功能的恢复。对于稳定 DR 患者疾病进展、缓解患者症状取得了较好的效果。

因此，在临床诊治中，应最大限度地发挥中西医结合的优势，全方位努力提高糖尿病眼病的诊疗水平，进而提高 DR 患者的生活质量。

预防篇

❖ 糖尿病视网膜病变患者预后如何?

DR 是可防、可控、可避免失明的眼病，早期诊断、及时治疗对延缓病变进展、减少视力丧失至关重要。

NPDR 病程阶段，应该定期随诊，必要时接受适当的中医药治疗、视网膜激光光凝术、抗 VEGF 药物注射等治疗，可避免视力严重下降，延缓进入 PDR 的进程。

PDR 病程阶段，患者可出现眼内反复出血而严重影响视力，并可形成增殖性玻璃体视网膜病变，继发视网膜脱离而失明。同时，PDR 阶段，不但视力严重受损，也预示着糖尿病病程长且血糖难以控制，出现心、脑、肾、周围神经等全身组织器官的病变。

❖ 应该如何预防糖尿病视网膜病变的发生和进展？

由于 DR 晚期严重损害视力甚至致盲，所以及时防治十分重要。

发现糖尿病后，在内科医生指导下严格控制血糖、血压、血脂，定期检查眼底。一旦出现增生性病变并合并 ME，及时行激光光凝术，防止进一步发生发展，保存残留的视力。

鉴于 DR 患者及由此致盲者与日俱增，因此，加强科普宣传，早期诊断、早期治疗已成为防盲工作中的重要任务。

因此，建议患者一旦诊断为糖尿病，就要去眼科散瞳检查眼底，根据病情定期检查，发现早期病变及时中药干预，才能防止失明。

❖ 糖尿病视网膜病变防治常用的养生保健方法有哪些？

1. 饮食

合理的饮食调理对糖尿病视网膜病变的治疗至关重要。患者要忌食肥甘厚腻及辛辣刺激之品，戒烟酒，严格控制糖类食物及碳水化合物的摄入量。亦可常进食有滋补肝肾、益气滋阴等功效之品，如经常眼干涩、乏力、失眠的患者，可服用如党参、熟地黄等中药，以达到扶正固本、滋养目窍的目的。

2. 运动

患者可以做适量的运动，如每天坚持慢跑、打太极拳、晨练等。运动的幅度也要根据眼底出血的情况有所调整。如眼底大量出血的患者，要少运动，减少用眼。具体要听从眼科医生的指导。

3. 心理

患者需避免情绪激动，保持心情愉悦。

◀ 结语

DR 是一种常见的糖尿病微血管并发症，不仅会导致患者视力严重丧失，还

会很大程度上影响患者的日常生活。因此，临床上应该加强对 DR 的管理。

目前，本病西医的主要治疗方式为控制血糖、视网膜激光光凝、玻璃体腔内注射抗 VEGF 药物，严重者进行玻璃体切除术，但均存在一定的局限性。

中医在 DR 的治疗上，根据本病气阴两虚、目络瘀滞的基本病机，以益气养阴治其本，活血化瘀治其标。多项临床和基础研究表明，中医药在稳定视功能、改善眼底及全身症状有优势。但中医药的安全性、有效性及远期预后仍需要临床大样本的研究。

因此，在本病的临床治疗中，应根据 DR 不同阶段采用中西医结合治疗方式，轻、中度 NPDR 患者，中医药应发挥主导作用；重度 NPDR 及 PDR 患者，中医药起到协同增效、减少激光及手术并发症的作用。

同时，应加强对 DR 发病机制的研究，总结其疾病诱因，并进一步寻找潜在的治疗靶点，以寻求更高效、安全的治疗方法。

DR 的预后与糖尿病的病程、血糖控制水平等密切相关，应建议患者早期诊断、早期治疗并且密切随访，对于 DR 的防治具有重要意义。

参考文献

［1］Saeedi P, Petersohn I, Salpea P, et al. Global and regional diabetes prevalence estimates for 2019 and projections for 2030 and 2045：Results from the International Diabetes Federation Diabetes Atlas［J］, 9th edition. Diabetes Res Clin Pract. 2019, 157：107843.

［2］我国糖尿病视网膜病变临床诊疗指南（2014 年）［J］. 中华眼科杂志，2014, 50（11）：851－865.

［3］Flaxel C J, Adelman R A, Bailey S T, et al. Diabetic Retinopathy Preferred Practice Pattern © ［published correction appears in Ophthalmology. 2020 Sep；127（9）：1279］［J］. Ophthalmology. 2020, 127（1）：P66－P145.

［4］张凤俊，李晶明，刘秋平. 糖尿病视网膜病变发病机制及潜在治疗研究进展［J］. 眼科新进展，2020, 40（07）：677－685.

［5］Lechner J, O'Leary OE, Stitt AW. The pathology associated with diabetic retinopathy［J］. Vision Res, 2017, 139：7－14.

［6］Daruich A , Matet A , Moulin A , et al. Mechanisms of macular edema：Beyond the surface［J］. Progress in Retinal and Eye Research，2017：S1350946217300757.

［7］Chung Y R, Kim Y H, Ha S J, et al. Role of Inflammation in Classification of Diabetic Macular Edema by Optical Coherence Tomography ［J］. J Diabetes Res, 2019: 8164250. Published 2019 Dec 20.

［8］Heng L Z, Comyn O, Peto T, et al. Diabetic retinopathy: pathogenesis, clinical grading, management and future developments ［J］. Diabet Med, 2013, 30 (6): 640 – 650.

［9］Markan A, Agarwal A, Arora A, et al. Novel imaging biomarkers in diabetic retinopathy and diabetic macular edema ［J］. Ther Adv Ophthalmol, 2020, 12: 2515841420950513. Published 2020 Sep 4.

［10］Striglia E, Caccioppo A, Castellino N, et al. Emerging drugs for the treatment of diabetic retinopathy ［J］. Expert Opin Emerg Drugs, 2020, 25 (3): 261 – 271.

［11］Nguyen Q D, Brown D M, Marcus D M, et al. Ranibizumab for diabetic macular edema: results from 2 phase Ⅲ randomized trials: RISE and RIDE ［J］. Ophthalmology, 2012, 119 (4): 789 – 801.

［12］Arevalo J F, Lasave A F, Kozak I, et al. Preoperative Bevacizumab for Tractional Retinal Detachment in Proliferative Diabetic Retinopathy: A Prospective Randomized Clinical Trial ［J］. Am J Ophthalmol, 2019, 207: 279 – 287.

［13］Heier J S, Korobelnik J F, Brown D M, et al. Intravitreal Aflibercept for Diabetic Macular Edema: 148 – Week Results from the VISTA and VIVID Studies ［J］. Ophthalmology, 2016, 123 (11): 2376 – 2385.

（接传红　刘自强）

第8章　年龄相关性黄斑变性

概述

年龄相关性黄斑变性（age – related macular degeneration，AMD），亦称老年性黄斑变性（senile macular degeneration，SMD），是一种随年龄增加而发病率上升并导致患者中心视力下降的疾病，以视力下降，视物模糊、变形，眼前有黑影遮挡为主要表现。AMD病变主要累及黄斑区，可分为萎缩型及渗出型两型，萎缩型以进行性视网膜色素上皮（retinal pigment epithelium，RPE）萎缩，感光细胞变性，中心视力减退为主要特点，渗出型以RPE下有新生血管膜存在，引起渗出、出血、瘢痕为主要特点。中医属"视瞻昏渺""暴盲"的范畴。

AMD多发于50岁以上老年人群，晚期AMD几乎全部发生在60岁以上，75岁后迅速增加。有研究显示，55～64岁人群患晚期AMD的发病率为0.2%，85岁以上发病率为13.1%。全球有超过5000万人患有AMD，预计到2040年将有3亿人罹患此病[1]，其中亚洲病例数最多为1.13亿，欧洲病例数仅次于亚洲为6900万，其次是非洲3900万、拉丁美洲和加勒比地区3900万、北美2500万和大洋洲200万。人种分布上，欧洲人罹患AMD的发病率较亚洲人与非洲人更高，虽然亚洲人目前患病率最低，但亚洲将出现最多的患病人数。性别分布上，没有证据表明早期或晚期AMD存在性别差异。地域分布上，在每个民族和地区，早期和晚期疾病的患病率随着年龄的增长而增加。亚洲流行率低于欧洲和北美，萎缩型和新生血管型患者与总体患病率相似，其中欧洲人萎缩型AMD的患病率高于非洲人、亚洲人和西班牙裔人，不同人种之间新生血管型患者发病率无差异[2]。

目前，AMD的发病机制尚不明确，西医在萎缩型AMD的治疗方面，至今尚无明确有效的治疗方案；渗出型AMD的治疗主要是针对脉络膜新生血管，用玻璃体腔注射抗血管内皮生长因子（vascular endothelial growth factor，VEGF）药物治疗已被认为是渗出型AMD的标准治疗方案。但仅有部分患者获益，且价格昂贵、需反复注射、可增加眼内炎风险，给患者带来巨大的心理和经济负担，故临床迫切需要为AMD患者提供持久有效的治疗解决方案。近年来，中医学者在中

医药治疗 AMD 方面做了大量研究，积累了很多临床经验，亦取得了不错的疗效，中医治疗本病有其独到优势，中西医结合可取长补短，优势互补。

基础篇

❖ 年龄相关性黄斑变性有哪些危险因素？

1. 吸烟

吸烟是 AMD 中最强的环境危险因素，流行病学研究表明，吸烟强烈影响 AMD 的发生和进展。多项研究结果表明[3]慢性吸烟者可出现脉络膜厚度变薄、血管内皮功能障碍和血管阻力增加等改变。已有细胞及动物实验证明在尼古丁环境下，人 RPE 细胞中 VEGF mRNA 表达升高，同时色素上皮衍生因子（epithelium‑derived factor，PEDF）mRNA 表达降低，致使 VEGF 诱导内皮增生并增加血管通透性，从而诱发脉络膜新生血管（choroidal neovascularization，CNV）形成。AMD 的视力损失与 RPE 细胞凋亡及光感受器的退化有关，有研究证实香烟烟雾中尼古丁和可替宁会减弱 RPE 细胞的吞噬活性，可替宁还可抑制细胞增生，延缓细胞迁移，诱导 CNV 的形成[4]。此外，吸烟可激活补体系统，有实验将细胞外培养的人视网膜上皮细胞（adult retinal pigment epithelial cell line‑19，ARPE‑19）暴露于香烟浓缩雾中，可提升细胞中活性氧（reactive oxygen species，ROS）水平，诱导白细胞介素‑6（interleukin‑6，IL‑6）和白细胞介素‑8（interleukin‑8，IL‑8）的表达升高，进而上调 VEGF 的表达，下调补体因子 H 的表达[5]，加重 RPE 细胞损伤，诱发晚期 AMD。

2. 光暴露

长期光照暴露亦是 AMD 发病的危险因素之一，与紫外线及可见光（尤其是蓝光）有关。当蓝光照射强度和时间超过了 RPE 的防御能力，就会对 RPE 细胞造成不可逆转的损害，并导致光感受器的损伤，甚至导致视力丧失。视网膜光损伤表现为凋亡、生物膜溶解和细胞坏死，导致感光细胞的凋亡和视网膜变性等一系列改变，光损伤会导致视网膜发生病理反应如氧化应激反应、炎症反应、Ca^{2+} 通道稳态失衡等，进而损伤其结构与功能。

3. 饮食

饮食对 AMD 的影响已被年龄相关性眼病研究（The Age‑Related Eye Disease Study，AREDS）在与抑制眼新生血管中 VEGF 的随机空白临床试验研究中证实。有研究表明脂肪摄入和肥胖均与 AMD 危险的增加相关联，高脂饮食会加剧

AMD，继发全身炎症，诱发 CNV 的形成。AREDS 表明 AMD 患者补充锌抗氧化剂能够阻止或者延缓早期 AMD 向晚期 AMD 发展，锌也与补体系统有密切的相互作用，这可能是证明对 AMD 有益的重要因素。观察性研究表明，食用富含抗氧化物质（硒和锌）的人不太可能患 AMD[6]。同时，摄入叶黄素和玉米黄素能够降低 AMD 的发生，保护视网膜组织免受光诱导的氧化损伤和局部产生的自由基，并且摄入 β - 胡萝卜素也与降低 AMD 的危险相关。维生素 C 是一种有效的抗氧化剂和许多酶促反应的辅助因子，维生素 E 被认为是最有效的自由基清除剂。日本一项病例对照研究发现新生血管性 AMD 与 β - 胡萝卜素、维生素 E、C，锌、n - 脂肪酸摄入低相关[7]。另外一项临床试验发现给予营养合剂（维生素 C、E和锌、叶黄素/玉米黄质、硒、牛磺酸、野樱莓提取物和 omega - 3）可以逆转脂多糖（lipopolysaccharide，LPS）引起的视网膜动脉直径及红细胞的流速及流量改变。在年龄相关性眼病研究中，给予患者维生素 C、E、锌和 β - 胡萝卜素后发现晚期 AMD 的进展减少[8]。

4. 遗传

有人对 840 例老年男性双胞胎进行研究，证明了 AMD 与遗传有一定的相关性，该分析表明了 AMD 患者的一级亲属与一般人群相比有更高的患病风险。有研究提出细胞骨架微管及线粒体外膜的形成有年龄相关性黄斑病变易感因子 2 蛋白（Human Age - related maculopathy susceptibility protein 2，ARMS2）的参与，故丝氨酸蛋白酶（high temperature requirement A1，HTRA1）基因表达与 CNV 的形成有着密切的关系，利于 CNV 的生长。Zhou 等[9]发现可通过降低 Toll 样受体 3（Toll - like receptor 3，TL3R）基因与双链 RNA 的结合以减少萎缩型 AMD 的发病率。

5. 全身疾病

研究表明，AMD 与心血管疾病、脑血管疾病、糖尿病、血脂异常、慢性肾病和神经退行性疾病之间存在关联。流行病学调查发现 AMD 的发生与血脂异常、血液流变学的关系极为密切，而动脉粥样硬化被视为 AMD 的危险因素，可导致脉络膜和视网膜循环紊乱。Tan 等[10]研究结果显示 75 岁以下人群中，调整心血管疾病危险因素后，早期 AMD 组的心血管发病率比对照组高 2 倍，只调整年龄和性别后，AMD 组心血管发病率比对照组分别高 5 倍和 10 倍。

美国 2013 年一项研究中，抽取年龄大于 69 岁的新诊断为糖尿病患者 6621例，医疗保险数据表明，非增殖性糖尿病性视网膜病变（non - proliferative diabetic retinopathy，NPDR）能明显增加患者发生萎缩型 AMD 和 AMD 的风险；而增殖性视网膜病变（proliferative diabetic retinopathy，PDR）仅能增加患者发生

wAMD 的风险。仅有糖尿病但没有发生糖尿病性视网膜病变（diabetic retinopathy, DR）者，发生萎缩型 AMD 和 wAMD 的风险均未增加；PDR 和 NPDR 发生 wAMD 的风险没有差别[11]。2014 年有荟萃分析表明糖尿病是 AMD（特别是晚期 AMD）的危险因素，我国也有学者认为糖尿病可能与 AMD 相关。

❖ 年龄相关性黄斑变性的发病机制是什么？

1. 代谢因素

AMD 是与年龄密切相关的疾病，老年人全身功能下降的同时，年龄的增长启动了溶酶体系统，进而导致了 RPE 细胞的损伤，黄斑区的 RPE 细胞也随之凋亡。RPE 老化后丧失正常生理功能，其消化所吞噬细胞的能力消失或下降，导致代谢产物聚积在 Bruch 膜的内层形成玻璃膜疣。临近于玻璃膜疣的视网膜组织被牵连受到损害，形成恶性循环，使 Bruch 膜逐渐出现钙化、破裂，最后脉络膜毛细血管通过损伤的 Bruch 膜生长进入到色素上皮层或神经上皮下，形成 CNV。一旦出现 CNV 必然发生渗漏、出血，形成渗出型 AMD，晚期发展为瘢痕组织，视力受到严重损害。

2. VEGF

VEGF 由多种细胞分泌而成的，包括血管内皮细胞、胶质细胞、周细胞、Müller 细胞、RPE 细胞等。绝大多数学者认为 VEGF 是刺激 CNV 生成的最重要的因素，其在维持眼部血管完整性方面有着非常重要的作用；但是一旦过度表达就会促使新生血管的大量产生，VEGF 家庭成员主要包括 VEGFA、VEGFB、PIGF等，其中 VEGFA 可促进 CNV 的生长，VEGFB 可对 CNV 的存在进行长期护航，PIGF 对病理性新生血管起重要的促进作用，所以在早期抑制 VEGFA、VEGFB、PIGF 即可抑制大多数的病理性新生血管。

3. 氧化损伤

近年来过氧化物引起的视网膜细胞损伤、凋亡，被认为是 AMD 的致病因素之一。人体内的活性氧自由基及活性氮自由基产生过多，大大超出了氧化物的清除能力，使氧化系统和抗氧化系统失去平衡，最终导致组织损伤。其中视网膜对氧的消耗量远远超过人体内的其他组织，所以视网膜更容易受到氧化刺激的影响。铁离子是氧自由基的供体，线粒体铁蛋白是在线粒体内的铁储存蛋白，其成熟形态只存在于线粒体内部，因此其在人体内的分布受到了限制。

4. 炎性免疫

炎症被认为在萎缩型和渗出型的发病机制中起到不可或缺的作用，在对年龄相关性黄斑变性患者的尸体进行解剖及研究过程中发现了由炎性细胞组成的病灶

现象。AMD 的早期表现有玻璃膜疣的形成及视网膜色素沉着的改变，晚期则可见 CNV 或光感受器和 RPE 萎缩，局部炎症可导致 RPE 或光感受器变性，Bruch 膜破坏以及 CNV 形成。萎缩型 AMD 中脂褐素的积累和溶酶体酶吞噬活性的破坏，使光感受器和 RPE 细胞受损，渗出型 AMD 则与炎性细胞因子、补体系统激活和巨噬细胞、小胶质细胞的作用有关。有研究证明玻璃膜疣中的成分与炎症免疫相关，在多种机制的作用下，形成免疫复合物，激活补体、脉络膜 T 细胞和吞噬细胞，导致局部炎症，共同促进 AMD 的发展[12]。

5. 血流动力学

AMD 患者，尤其是渗出型 AMD 患者，患眼黄斑区脉络膜血流量减少，血流灌注降低。RPE 细胞因灌注不足，细胞缺氧、损伤，进而导致 CNV 的生成和血管渗漏。老年人由于血脂沉积、动脉硬化等原因，常导致血管壁增厚、血管腔狭窄及血管壁顺应性降低，进而导致血流动力学的改变，影响眼底血流灌注。

6. MicroRNA 失调

MicroRNAs 是一类由 17 ~ 25 个核苷酸组成的小分子非编码单链 RNA，通过降解 mRNA 或抑制翻译来调控基因的表达，导致复杂的病理生理学机制。有研究表明，miRNAs 参与视网膜病理性新生血管形成[13]；miRNAs 序列的改变或 miRNAs 信号通路的失调可能成为 AMD 发生、发展的关键因素。

7. 外泌体

外泌体最初于 1987 年在绵羊红细胞中发现，直径为 30 ~ 100nm，多种体液中均含有外泌体，如血浆、血清、尿液、唾液、精液、母乳、房水和脑脊液等。外泌体是细胞内多囊泡体与质膜融合后释放到细胞外的一种纳米级囊泡，可携带蛋白质、微 RNAs 和脂质等，其主要功能有细胞间信号转导、肿瘤微环境形成、免疫学作用等。研究显示，视网膜色素上皮细胞、睫状体上皮细胞、小梁细胞等均可分泌外泌体。其参与了 AMD 发生发展过程中的新生血管生成、玻璃膜疣形成、免疫调节等环节。

❖ 中医如何认识年龄相关性黄斑变性？

中医学对本病无明确记载，根据其临床症状，可归属于"视瞻昏渺""视直如曲""暴盲"等范畴。《证治准绳》中记载的病机为："有劳神，有血少，有元气弱，有元精亏而昏渺者。"强调因虚致病。医家多认为本病与肝、脾、肾不足，精、气、血亏损有关。本病多发生于老年人，肝肾精血不足，气血生化乏源，不能上荣于目，故黄斑失养，局部组织退变，色素脱失或紊乱，中后期玻璃膜疣及瘢痕形成；肝肾阴虚又可致阴不制阳，虚火上炎，灼伤脉络，导致眼底出血；脾

虚失健，湿浊内蕴，上泛于目则视物昏朦，黄斑区渗出、水肿。

诊断篇

❖ 年龄相关性黄斑变性的症状和体征有哪些？

1. 症状

视力下降、视物模糊、视物变形、视野盲点。

2. 体征

玻璃膜疣、黄斑出血、脉络膜新生血管、渗出、视网膜神经上皮或 RPE 浆液性或出血性脱离、地图样萎缩、瘢痕。

❖ AREDS 如何对年龄相关性黄斑变性进行临床分期？

1. 无 AMD（AREDS 类别 1）

不存在或仅有少量玻璃膜疣（直径 <63μm）。

2. 早期 AMD（AREDS 类别 2）

多发的小玻璃膜疣和仅有少量中等大小玻璃膜疣（直径 63~124μm），或轻度 RPE 异常。

3. 中期 AMD（AREDS 类别 3）

具有以下任一特征：①大量中等大小玻璃膜疣（直径 63~124μm）；②至少 1 个大玻璃膜疣（直径≥125μm）；③GA。

4. 晚期 AMD（AREDS 类别 4）

单眼具有以下一种或多种特征：①涉及中央凹的 GA；②包括 CNV、视网膜神经上皮或 RPE 的浆液性和（或）出血性脱离、视网膜硬性渗出、视网膜下或 RPE 下纤维血管增生以及盘状瘢痕在内的新生血管性黄斑病变[14]。

治疗篇

❖ 中西医对"早中期"年龄相关性黄斑变性如何治疗？

1. 早期

使用抗氧化维生素和矿物质的组合并没有减少早期 AMD 向 AMD 中期的进

展，并且没有足够的效力来确定联合治疗对进展为更晚期 AMD 的影响。

2. 中期

AREDS2 的最终结果支持用叶黄素（10mg）和玉米黄质（2mg）替代 β - 胡萝卜素的建议。已证明在营养良好的中度 AMD 人群中使用抗氧化维生素（即维生素 C、维生素 E）、叶黄素、玉米黄质和锌可在 5 年时将 AMD 向更晚期阶段的进展减少约 25%。

3. 中医治疗

中医药对早中期 AMD 的治疗一定程度的延缓作用，辨证论治、针灸治疗可发挥一定的疗效，具体可参见下文萎缩型及渗出型 AMD 的中医治疗。但尚缺少可靠证据，仍需大样本随机对照试验加以验证。

❖ 萎缩型年龄相关性黄斑变性有哪些西医治疗方法可选择？

1. 抗氧化剂

AREDS 研究表明，大剂量补充抗氧化剂，如选用维生素 C、维生素 E 和 β - 胡萝卜素、锌等抗氧化剂以改善微循环，从而减少自由基对视网膜的损害以延缓病程。

2. 细胞移植

目前正在研究各种类型干细胞治疗萎缩型 AMD。在各种退行性视网膜病变的动物模型中，干细胞分化的 RPE 细胞和光感受器细胞可以修复视网膜，替换死亡的视网膜神经元，恢复视力。在 AMD 模型中，干细胞分化的 RPE 细胞可以代替无功能的感光细胞，且干细胞分化的 RPE 细胞可以产生神经营养因子营养尚存活的光感受器细胞。

3. 抑制炎症

由于萎缩型 AMD 与慢性炎症有一定的关系，故抑制炎症对萎缩型 AMD 有一定的疗效，目前抑制炎症药物，如选择性补体 C3 抑制剂 Compstatin、人单克隆抗体 RN6G 和 GSK933776、醋酸格拉替雷等正在临床试验中。

4. 其他方法

自噬靶向治疗、线粒体靶向治疗、小热休克蛋白治疗，这些方法的出现为治疗萎缩型 AMD 提供了新的发展前景。

❖ 中药治疗对萎缩型年龄相关性黄斑变性患者有何帮助？如何进行辨证施治？

临床观察显示，中药治疗萎缩型年龄相关性黄斑变性可以一定程度上改善眼

部症状，对全身症状的调整起到积极作用。中药在辨证论治的指导下施行，其具体分型根据《中医临床诊疗指南释义·眼科疾病分册》[15]，分述如下。

1. 脾虚气弱型

症状：视物变形，视物发暗，黄斑区色素紊乱，兼见食少纳呆、头重如裹、大便溏薄，舌质淡、边有齿痕，苔白腻，脉濡细等。

治法：健脾利湿。

主方：参苓白术散加减。

常用药：人参 15g、白术 15g、茯苓 15g、炙甘草 10g、山药 15g、桔梗 6g、白扁豆 12g、陈皮 10g、莲子 9g、薏苡仁 9g、砂仁 6g。

2. 肝肾阴虚型

症状：视物变形，视力下降，可兼见口干欲饮、潮热面赤、腰膝酸软、盗汗多梦，舌质红，少苔，脉细数等。

治法：滋肾养肝。

主方：杞菊地黄丸加减。

常用药：枸杞子 9g、菊花 9g、熟地黄 24g、山药 12g、山茱萸 12g、牡丹皮 9g、泽泻 9g、茯苓 9g。

❖ 治疗萎缩型年龄相关性黄斑变性常用的中成药有哪些？

1. 参苓白术丸

用于脾虚气弱型萎缩型 AMD，一次 6g，一日 3 次。

2. 杞菊地黄丸

用于肝肾阴亏型萎缩型 AMD，一次 9g，一日 2 次。

3. 知柏地黄丸

用于阴虚火旺型萎缩型 AMD，一次 8 丸，一日 3 次。

❖ 目前临床治疗渗出型年龄相关性黄斑变性有哪些西药可以选择？

1. 抗 VEGF 药物

雷珠单抗（Ranibizumab）是第二代人源化抗 VEGF 重组鼠单克隆抗体，仅有一个位点，与 VEGF-A 亚型有较高的亲和力，阻止血管内皮细胞增殖和新生血管形成，从而减少血管渗漏。给药方式为玻璃体腔内注射，半衰期约为 9 天，临床常用方案为"3 + prn"，每次注射 0.5mg。

贝伐单抗（Bevacizumab），2004 年 2 月 26 日获得 FDA 的批准，是世界上首个批准上市的 VEGF 抑制剂。Avastin 有两个结合位点，可结合所有的 VEGF 异构体，通过阻断 VEGF 与酪氨酸激酶的结合从而达到抑制新生血管生成的作用。

阿柏西普（Aflibercept），于 2009 年获准用于治疗 nAMD，是一种由人 VEGF 受体 1 和 2 的胞外区与人 IgG1 的 Fc 基因片段融合后形成的融合蛋白。阿柏西普是 VEGF 的可溶性受体，不仅可以结合 VEGF - A，还能结合 VEGF - B 和胎盘生长因子（placental growth factor，PIGF）并阻断其活性，抑制血管生成。临床观察阿柏西普可获得不亚于雷珠单抗的临床疗效，降低了 nAMD 患者的随访及注射次数，提升了患者依从性。

康柏西普（Conbercept）眼用注射液是我国首个自主研发，国家食品药品监督管理总局于 2013 年 12 月批准用于 nAMD 治疗的药物。康柏西普可阻断 VEGF - A、VEGF - B、VEGF - C 和 PIGF 的所有异构体，从而抑制 CNV 生成。能竞争性地抑制 VEGF 与受体结合并阻止 VEGF 家族受体的激活，从而抑制内皮细胞增殖及血管新生。Ⅲ期临床试验 PHOENIX[16]证实，康柏西普可以采用每 12 周给药 1 次的治疗方案，与现有抗 VEGF 药物相比，能显著延长治疗间隔，减少注射次数，有效性和安全性良好。

2. 激素类药物

曲安奈德（triamcinolone acetonide，TA）是一种人工合成的长效皮质类固醇激素，通过稳定血 - 视网膜屏障，减少渗出，降低炎症反应从而抑制 CNV 的形成。目前的证据表明使用类固醇激素作为抗 VEGF 的辅助手段可以减少血管渗漏，但并未发现接受类固醇辅助治疗的人对视力获益或减少抗 VEGF 注射次数，故不推荐类固醇激素作为一线或二线治疗。

地塞米松磷酸钠（dexamethasone sodium phosphate，DSP）是一种肾上腺皮质激素类药物，研究发现 DSP 联合贝伐单抗治疗新生血管性 AMD，可以降低初始治疗后的复发率，减少抗 VEGF 注射次数，稳定或提高患者视力。

❖ 如何确定抗 VEGF 药物的治疗方案？

临床上应根据不同抗 VEGF 药物的作用特点及患者对药物的治疗反应综合评估，制定个体化方案。目前抗 VEGF 治疗主要包括以下方案。

1. 固定间隔方案

固定间隔方案是指固定玻璃体腔注药频率，该方案的优势在于可以稳定患者的最佳矫正视力，且预防远期视力丢失，但会给患者带来较重的随访压力及经济负担，临床实践中应用较少。

2. 按需治疗（PRN）方案

按需治疗（pro re nata，PRN）方案即不固定给药间隔，患者先行 1 次玻璃体腔注药，在此基础上每月门诊随访 1 次。若病情平稳则继续随访，若病情达到再注射要求，则再次行玻璃体腔注药。

3. 治疗－延长（T&E）方案

T&E 方案是连续 3 个月（每月 1 次）抗 VEGF 治疗后，每月随访 1 次。从第 3 次抗 VEGF 治疗后的第 4 周起，如眼底情况稳定，随访和治疗时间可延长 1～2 周，反之则缩短 1～2 周，治疗间隔控制在 4～12 周之内，该方案减轻了患者门诊随访的压力。此外有学者提出"治疗－延长－暂停方案"，即在 T&E 方案达到最长治疗间隔 12 周后，进行第二次间隔为 12 周的抗 VEGF 治疗。若复发则重新治疗，反之则继续维持 12 周的随访频率。

4. 三联疗法（TriPla）方案

TriPla 方案是在新型冠状病毒大流行的背景下提出的，保持适当治疗次数以尽最大可能减少 AMD 患者随访次数。TriPla 方案规定患者在接受第 1 次抗 VEGF 治疗后，三联治疗的间隔至少为 4 周－4 周－5 周间隔，若病情稳定则间隔延长 1 周，反之则缩短 1 周，最大治疗间隔为 8 周。

❖ 目前基因治疗可否用于年龄相关性黄斑变性？

AMD 是一种复杂的多因素疾病，迄今已发现 19 个基因位点与 AMD 有关。基因治疗其机制是通过把遗传物质作为基因药物导入人的细胞去修正原有基因缺陷或者合成新的物质，通过校正基因错序、修补遗传错误或产生治疗因子的方式，阻碍或促进特定蛋白质的表达，从而达到根本性治疗的目的。补体因子 H（complement factor H，CFH）基因和高温必需因子蛋白酶 A1（high temperature factor A serine peptidase 1，HTRA 1）是目前研究较为热门的引发 AMD 的关键基因。存在于 CFH 基因的 1 个碱基胸腺嘧啶突变为胞嘧啶（T1277C），使其蛋白质 402 位氨基酸由酪氨酸突变为组氨酸（Y402H），从而使 AMD 患病风险明显上升。而 HTRA 1 位于染色体 10q26 的 387715 基因（10cus387715，LOC387715），被认为是仅次于 CFH 的第二大 AMD 致病基因位点。目前这两种基因治疗正处于试验研究阶段，对治疗 AMD 有良好的应用前景。

❖ 激光治疗是否广泛应用于年龄相关性黄斑变性治疗的各个时期？其适应证是什么？

视网膜激光光凝主要针对 CNV 进行治疗，利用氩绿激光（波长为 5145nm）

对视网膜黄斑中心凹 200μm 以外 CNV 区域实施光凝，对视网膜产生的热效应可使脉络膜新生血管发生凝固性坏死。在 FFA 或 ICGA 检查指导下进行 CNV 激光治疗可提高治疗的准确性，但是过量的激光可使 CNV 增生并损伤周围正常组织，并且激光光凝不能阻止新生血管的再生，因此激光操作时要谨慎，临床上须密切随访。

❖ 光动力疗法对年龄相关性黄斑变性的疗效如何？经济性如何？

光动力疗法（photodynamic therapy，PDT）是用维替泊芬（光敏剂）注射到体内，再用激光照射使光敏剂发生化学反应，引起 CNV 血栓形成，导致 CNV 血管封闭萎缩的方法。有研究表明 PDT 对 AMD 患者治疗有较好的疗效，但是经激光照射后黄斑病变易复发，反复治疗将影响 RPE 功能，会引起视网膜瘢痕化，影响患者的预后。维替泊芬价格昂贵，且无充分证据支持其治疗有效性，故需更多大样本的临床对照研究。

❖ 渗出型年龄相关性黄斑变性的"三型三方"是什么？

根据《中医临床诊疗指南释义·眼科疾病分册》[15]，将渗出型 AMD 辨证分为三种类型。

1. 脾虚湿困型

症状：视物变形，视物发暗，黄斑区色素紊乱，玻璃膜疣形成，中心凹反光消失，或黄斑出血、渗出及水肿；兼见全身头身困重，纳少，大便溏薄，舌质淡，苔白腻，脉弦。

治法：健脾利湿。

主方：参苓白术散加减。

常用药：人参 15g、白术 15g、茯苓 15g、炙甘草 10g、山药 15g、桔梗 6g、白扁豆 12g、陈皮 10g、莲子 9g、薏苡仁 9g、砂仁 6g。

2. 阴虚火旺型

症状：视物变形，视力突然下降，黄斑部可见大片新鲜出血；兼见全身口干欲饮，五心潮热，盗汗多梦，腰膝酸软，舌质红，苔少，脉数。

治法：滋阴降火。

主方：生蒲黄汤加减。

常用药：生蒲黄 25g、墨旱莲 30g、生地黄 15g、牡丹皮 15g、荆芥炭 10g、

郁金 15g、丹参 20g、川芎 10g。

3. 痰瘀互结型

症状：视物变形，视力下降，病程日久，眼底可见瘢痕形成及大片色素沉着；兼见全身倦怠乏力、纳呆；舌质暗，苔薄白腻，脉弦滑。

治法：化痰软坚。

主方：化坚二陈汤加减。

常用药：陈皮 10g、半夏 10g、茯苓 15g、生甘草 5g、僵蚕 6g、黄连 5g。

❖ 根据指南，推荐给渗出型年龄相关性黄斑变性患者的中成药有哪些？

经由指南研究[17]，综合了药物证据质量、专家共识、经济性、患者意愿、公平性、可行性等多维度意见，最终得到具有较强临床证据支持的药物 3 种（止血祛瘀明目片、和血明目片、复方血栓通胶囊），形成推荐意见 3 条，均与年龄相关性黄斑变性的临床症状治疗有关。

1. 止血祛瘀明目片

1 项针对 AMD 眼底出血（阴虚肝旺、热伤络脉证）的随机、双盲、多中心临床试验[18]中（共纳入患者 144 例 144 眼），试验组有 108 例受试者接受雷珠单抗注射和止血祛瘀明目片，安慰剂组 36 例受试者接受雷珠单抗注射和止血祛瘀明目片安慰剂，在此期间所有患眼均必要时按需注射雷珠单抗。治疗 6 个月后，观察 ETDRS、最佳矫正视力、CMT、眼底出血与渗出面积、FFA 荧光造影渗漏面积等临床疗效指标。结果显示：止血祛瘀明目片联合抗 VEGF 治疗较单用抗 VEGF 治疗可有效改善临床疗效指标。

2. 和血明目片

1 项 RCT 研究[19]（包含 68 例 68 眼）比较了和血明目片对比普罗碘胺、透明质酸钠肌内注射治疗黄斑出血的临床疗效，以视力及眼底出血情况等为指标，自拟总有效率标准为观察指标，研究周期在 3 个月之间。结果显示：和血明目片较对照药物提高患者治疗总有效率更优。2 项自身前后对照的临床研究[20-21]比较了口服和血明目片治疗 AMD 黄斑出血的临床疗效，共纳入患者 60 例 77 眼，观察 3 个月后，结果显示，视力较治疗前有好转。

3. 复方血栓通胶囊

3 项 RCT 研究[22-24]比较了复方血栓通胶囊与芦丁片、七叶洋地黄双苷滴眼液等西医疗法的治疗总有效率，纳入患者 418 例 507 眼。在治疗 2~3 个月后，

结果显示复方血栓通胶囊组疗效更佳。

此外，仍有 7 种中成药符合本指南研究纳入标准：杞菊地黄丸、明目地黄丸、石斛夜光丸、复明片、古汉养生精、逍遥丸、消朦片，可根据不同情况，遵医嘱服用。

◈ 针刺对年龄相关性黄斑变性有何帮助？常用穴位有哪些？疗程多久？

针刺是基于经络理论，运用针刺手法对特定部位进行刺激，从而通经脉、调气血，内病外治，对疾病起到治疗的作用。眼与经络联系密切，肝经、心经、足三阳经均连于目系，眼周穴位常用于 AMD 的治疗。在辨经论治与局部和全身选穴相结合的理论指导下，治疗 AMD 的常选穴位如下。

眼周穴位：睛明、攒竹、瞳子髎、承泣、球后、阳白、四白、太阳等穴位。

全身取穴：太冲、风池、光明、丰隆、足三里、三阴交、肝俞、肾俞、脾俞等穴位。

方法：眼周穴位配合全身穴位取穴，眼周穴位每次可选 5 穴，肢体穴位每次可选 2 ~ 4 穴，分组交替运用，每日 1 次或隔日 1 次，每次留针 30 分钟，10 日为 1 个疗程，2 ~ 3 个疗程为 1 周期。

◈ 对于年龄相关性黄斑变性，是否有疗效明确的中医外治法？

未见 AMD 疗效明确外治法的相关报道。

◈ 目前年龄相关性黄斑变性防治的问题有哪些？中医药应如何介入？

目前，针对萎缩型 AMD，西医尚无明确的干预措施，而玻璃体腔注射抗 VEGF 药物已成为治疗渗出型 AMD 的标准方案，可短时间内有效抑制新生血管，改善眼底症状，提升视力；但抗 VEGF 药物作用时间短，病情易复发，且价格昂贵，反复注射可增加眼内炎风险。临床试验观察，有近 1/3 的患者注射抗 VEGF 药物后视力无提升，说明抗 VEGF 药物亦存在局限性。

从 AMD 的预防，到 AMD 发病的各个阶段，中医药可全程参与 AMD 的防治。中医药对老年人全身的调理，纠正体内阴阳失衡，可降低 AMD 发病率；对于 AMD 早中期患者，西医至今仍无有效疗法，中医药辨证论治配合针灸治疗是一种有效干预方法。中医治疗早期、中期 AMD 可在一定程度上延缓病情的发展；

对进展期萎缩型 AMD 采用中医药干预可稳定病情，降低致盲率；对于渗出型 AMD 患者，在抗 VEGF 药物作用不显著或疗效减弱时，中医药可协同发挥更大疗效；对于晚期 AMD，抗 VEGF 药物对纤维化及瘢痕形成很难发挥疗效，中医药干预或可改善瘢痕的程度。

❖ 中西医结合治疗年龄相关性黄斑变性的优势体现在哪里？

1. 有效性

采用中西医结合治疗方法，可延长抗 VEGF 药物的作用时间，减少注射次数，更好地改善视网膜微循环状态，促进眼底出血和渗出的吸收，同时改善全身症状。

2. 安全性

动物实验及临床研究中医药治疗 AMD 的报道中无明显不良事件。此外，当下西医治疗渗出型 AMD 患者，单纯应用抗 VEGF 药物需多次行玻璃体腔注药，患者接受度低，依从性差，且有眼内炎的风险。联合中药治疗减少注射次数，同时也降低了因注射带来的风险[25]。

3. 经济性

流行病学显示全球 AMD 发病率逐年升高，新加坡一项研究报告，预计到 2030 年，渗出型 AMD 患病率将增长 42%，经济负担将从 1.629 亿美元升至 203.1 亿美元[26]。我国一项调查显示，北京、成都、广州、上海 4 个城市 15 家医院的 417 例渗出型 AMD 患者，经济负担为 32882 元/眼/年，全病程负担为 230172 元/眼[25]。中药治疗可以增加效益 – 成本比值，降低 AMD 患者疾病负担及全病程负担，有研究结果[27]显示：治疗 24 周时单纯西医组费用为 951.6 美元，中西医结合组为 520 美元；另一项研究[78]显示中药治疗 wAMD 6 个月费用为（3160.17 ± 1309.34）元，西医组治疗费用为（32349.33 ± 7897.94）元，与单纯西医治疗相比，中医及中西医结合治疗显示出较好的社会经济价值。

4. 简便性

玻璃体腔内注射抗 VEGF 药物需术前全面评估患者的全身及眼部情况，注射环境要求有良好的照明设施、便于患者仰卧的操作台、有条件的空间（无菌操作、手术室内进行、经验丰富的眼科医师），以及术后护理、家庭人员陪护等；而中医药治疗以口服或针灸为主，不需要特殊的仪器设备及场地，简便易行、价格低廉、相对安全、易于推广。

预防篇

❖ 日常有什么措施可以预防年龄相关性黄斑变性的发生？

1. 避免强光暴露

太阳辐射、可见光（尤其是蓝光）均可致黄斑损伤，诱导 AMD 的发生，增加其发病率。故日光下应常佩戴遮阳帽、太阳镜，做好有效防护。

2. 戒烟戒酒

吸烟是 AMD 常见的危险因素，可引起氧化损伤，激活免疫系统，导致血管内皮发生改变，亦有研究显示饮酒可以增加早期 AMD 的发病率，因此，养成良好的生活习惯，戒烟慎酒，对 AMD 防治具有积极的作用。

3. 饮食

Rinninella E 等[28]认为摄入更多的抗氧化剂如维生素 A、C、E 及叶黄素的人群 AMD 患病率较低，对视网膜起到一定的保护作用。近年来人体微量元素锌与视网膜的关系受到重视。锌在眼组织中，特别在视网膜色素上皮及脉络膜中含量很高，参与维生素 A、脱氢酶、过氧化氢酶等许多酶的活动。此外，饱和脂肪是主要导致胆固醇的饮食，而抗氧化剂胡萝卜素类、叶黄素和玉米黄素，高度集中于黄斑区，并被证明在年龄相关性黄斑变性发展中起到很重要的保护作用。Rowan S 等[29]发现高脂饮食会加剧 AMD，继发全身炎症，诱发脉络膜新生血管的形成。Andriessen E M 等[30]报道饱和脂肪酸含量则与 AMD 的患病率成正比，富含脂肪的饮食会改变肠道微生物组成，导致 AMD 发生新生血管病变。

4. 运动

AMD 患者应注意自身状态的调节，目前研究表明体育运动可以降低中期和晚期 AMD 发生风险，同时还发现规律的体育锻炼（≥3 次/周）可以降低女性中期 AMD 患者 22% 的发生率。目宜常运，常做眼保健操也可以起到保护作用。

5. 情志

AMD 是老年患者常见的致盲性眼病之一，其视功能损害在很大程度上降低了患者的生存质量，给患者的生活、工作带来了巨大的困扰，由此也产生了大量的心理问题，如焦虑、抑郁等。保持良好的精神状态，是防治眼部疾病、保持视觉健康的重要条件。

6. 早期筛查

由于年龄相关性黄斑变性的发生可能与遗传有一定关系，因此家族中如有人

患年龄相关性黄斑变性，则建议该家族成员 50 岁以上者定期行眼底检查。

◀ 结语

年龄相关性黄斑变性发病率高，给 50 岁以上老年人视力带来不利影响。其发病机制尚未明确，抗 VEGF 药物是当下治疗渗出型 AMD 的主流疗法，但其作用时间有限，价格昂贵，需反复注射，有一定局限性；而对于萎缩型 AMD，西医目前尚无确切疗法。中医药在整体观念与辨证论治的思想指导下，知犯何逆，随证治之，对 AMD 的治疗发挥了独特的优势。现代研究发现，AMD 与肠道菌群密切相关，而中医药与肠道菌群可以相互作用，通过中药调控肠道菌群，或许是治疗 AMD 新的作用机制。中西医结合治疗 AMD，标本兼治，优势互补，可以获得更优疗效。同时，日常防护亦起到重要作用，避免强光、戒烟戒酒、饮食均衡、情志调畅、注意运动等措施可有效减缓 AMD 的发生发展。

参考文献

［1］Rinninella E，Mele M，Merendino N，et al. The role of diet，micronutrients and the gut microbiota in age－related macular degeneration：new perspectives from the gut－retina axis［J］. Nutrients，2018，10（11）：1677.

［2］Wan Ling Wong，Xinyi Su，Xiang Li，et al. Global prevalence of age－related macular degeneration and disease burden projection for 2020 and 2040：a systematic review and meta－analysis［J］. The Lancet. Global health，2014，2（2）：106－116.

［3］Ikonomidis I，Lekakis J，Vamvakou G，et al. Cigarette smoking is associated with increased circulating proinflammatory and procoagulant markers in patients with chronic coronary artery disease：effects of aspirin treatment. ［J］. American Heart Journal，2005，149（5）：832－839.

［4］Zhang X Y，Ng T K，ME Brelén，et al. Disruption of retinal pigment epithelial cell properties under the exposure of cotinine［J］. Scientific Reports，2017，7（1）：3139.

［5］Mariela，C，Marazita，et al. Oxidative stress－induced premature senescence dysregulates VEGF and CFH expression in retinal pigment epithelial cells：Implications for Age－related Macular Degeneration［J］. Redox Biology，2016.

［6］Zampatti S, Rissi F, Cusumano A, et al. Review of nutrient actions on age – related macular degeneration ［J］. Nutr Res, 2014, 34（2）: 95 – 105.

［7］Aoki A, Inoue M, Nguyen E, et al. Dietary n – 3 fatty acid, α – tocopherol, Zinc, vitamin D, vitamin C, and β – carotene are associated with age – related macular degeneration in Japan ［J］. Scientific Rep, 2016, 6（1）: 20723.

［8］Told R, Schmidl D, Palkovits S, et al. Antioxidative capacity of a dietary supplement on retinal hemodynamic function in a human lipopolysaccharide（LPS）model ［J］. Invest Ophthalmol Vis Sci, 2014, 56（1）: 403.

［9］Zhou P, Fan L, Yu K D, et al. Toll – like receptor 3C1234T may protect against geographic atrophythrough decreased dsRNA binding capacity ［J］. FASEB J, 2011, 25（10）: 3489 – 3495.

［10］Tan J S, Wang J J, Liew G, et al. Age – related maeular degeneration and mortality from cardiovascular disease or stroke ［J］. Br J Ophthalmol, 2008, 92（4）: 509.

［11］Hahn P, Acquah K, Cousins SW, et al. Ten – year incidence of agerelated macular degeneration according to diabetic retinopathy classification among medicare beneficiaries ［J］. Retina, 2013, 33（5）: 911 – 919.

［12］Wei Tan, Jingling Zou, Shigeo Yoshida, Bing Jiang, Yedi Zhou. The Role of Inflammation in Age – Related Macular Degeneration. International journal of biological sciences, 2020, 16（15）: 2989 – 3001.

［13］Yan Zhang, Siwei Cai, Yurong Jia, et al. Decoding Noncoding RNAs: Role of MicroRNAs and Long Noncoding RNAs in Ocular Neovascularization. Theranostics 2017, 7（12）: 3155 – 3167.

［14］A A. A Randomized, Placebo – Controlled, Clinical Trial of High – Dose Supplementation With Vitamins C and E, Beta Carotene, and Zinc for Age – Related Macular Degeneration and Vision Loss: AREDS Report No. 8 ［J］. Archives of Ophthalmology, 2001, 119（10）: 1439.

［15］金明. 中医临床诊疗指南释义·眼科疾病分册 ［M］. 北京: 中国中医药出版社, 2015.

［16］Liu K, Song Y, Xu G. Conbercept for Treatment of Neovascular Age – related Macular Degeneration: Results of the Randomized Phase 3 PHOENIX Study ［J］. Am J Ophthalmol, 2019, 197: 156 – 167.

［17］金明, 陈有信. 中成药治疗年龄相关性黄斑变性（湿性）临床应用指南（2020年）［J］. 中国中西医结合杂志, 2021, 02: 151 – 156.

［18］Jin M, Dai H, Zhang X, et al. A traditional Chinese patent medicine ZQMT for neo-

vascular age – related macular degeneration：a multicenter randomized clinical trial ［J］. Curr Mol Med, 2018, 18 （9）：622 – 629.

［19］董玉君. 和血明目片治疗黄斑出血的临床观察 ［J］. 国际眼科杂志, 2007, （1）：286.

［20］许曼. 和血明目片治疗黄斑出血的临床疗效观察 ［J］. 中国实用医药, 2015, 10 （20）：221 – 222.

［21］金明, 张有花, 刘海丹. 和血明目片治疗黄斑出血的临床疗效观察 ［J］. 中国中医眼科杂志, 2010, 20 （2）：95 – 96.

［22］展军. 复方血栓通联合羟苯磺酸钙治疗老年黄斑变性疗效观察 ［J］. 陕西中医, 2017, 38 （6）：774 – 775.

［23］钟佩, 李红. 七叶洋地黄双苷滴眼液联合复方血栓通治疗老年性黄斑变性的疗效观察 ［J］. 临床和实验医学杂志, 2009, 8 （3）：69 – 72.

［24］王改红. 血府逐瘀胶囊联合复方血栓通胶囊治疗年龄相关性黄斑变性 60 例的临床研究 ［J］. 北方药学, 2018, 15 （8）：68 – 69.

［25］Jin M, Dai H, Zhang X, et al. A traditional Chinese patent medicine ZQMT for neovascular age – related macular degeneration：a multicenter randomized clinical trial ［J］. Curr Mol Med, 2018；18 （9）：622 – 629.

［26］Saxena N, George P P, Hoon H B, et al. Burden of wet age – related macular degeneration and its economic implications in Singapore in the year 2030 ［J］. Ophthalmic Epidemiol, 2016；23 （4）：232 – 237.

［27］周尚昆, 唐由之, 冯俊, 等. 明睛颗粒治疗湿性老年性黄斑变性的临床研究 ［J］. 眼科新进展, 2014, 34 （2）：155 – 157.

［28］Rinninella E, Mele M C, Nicol Merendino, et al. The Role of Diet, Micronutrients and the Gut Microbiota in Age – Related Macular Degeneration：New Perspectives from the Gut – Retina Axis ［J］. Nutrients, 2018, 10 （11）.

［29］Sheldon Rowan, Allen Taylor. Gut microbiota modify risk for dietary glycemia – induced age – related macular degeneration ［J］. Gut microbes, 2018, 9 （5）：452 – 457.

［30］Andriessen E M, Wilson A M, Mawambo G, et al. Gut microbiota influences pathological angiogenesis in obesity - driven choroidal neovascularization ［J］. Embo Molecular Medicine, 2016, 8 （12）：1366 – 1379.

（梁丽娜　李晓宇）

第9章 高度近视视网膜病变

概述

高度近视（high myopia，HM）一般指屈光度数超过 – 6.00D 的近视，其近视度数进行性加深，眼轴不断延长，并导致一系列眼底并发症。高度近视引起的视网膜病变多见于屈光度高于 – 6.00D 或眼轴长度大于 26mm 的患眼，其眼底表现以豹纹状眼底、漆裂纹、脉络膜新生血管、黄斑出血、后巩膜葡萄肿、视网膜劈裂或脱离等为主要特征。其中黄斑区的病变对视力影响显著，治疗最为困难，预后视力恢复较差。

HM 的发病无明显的年龄和性别差异，其发病机制尚无统一结论。目前多认为是遗传及环境等多种因素共同作用的结果。在世界范围内，HM 人数约 1.63 亿，占总人口的 2.7%，预计到 2050 年，HM 人数将增至 9.38 亿，占总人口的 9.8%。我国 HM 人数为 8700 万，占总人口的 6.3%，预计到 2050 年，HM 人数将超过 1.75 亿，占总人口的 13%[1]。调查显示，我国青少年中 HM 患病率为 6.69% ~ 38.40%，是一个典型的 HM 高发国家[2-3]。

早期人们对近视的认识是单纯的屈光状态改变。直到 1856 年 Carl Ferdinand 第一次将 Antonio 发现的后巩膜葡萄肿与高度近视联系起来，才认识到近视不单纯是指眼轴变长，而高度近视的眼底改变还伴有视网膜和脉络膜等眼底并发症的发生。随着眼轴变长，病变程度不断加重。HM 早期，应重视对后极部及视网膜周边部的退行性病变进行随访检查和干预治疗，以预防和延缓严重并发症的发生。不同并发症应针对性治疗，其治疗方法包括药物、激光、光动力学治疗、手术等治疗，其中药物治疗主要包括抗血管内皮生长因子（vascular endothelial growth factor，VEGF）类药物、血管扩张剂、止血药物和中药。由于 HM 相关眼底并发症严重损害视力且治疗较正常眼更加困难、效果更差，所以对于 HM 的患者应做到早筛查、早干预、早治疗，以延缓并发症进一步损害视功能。

高度近视视网膜病变属于中医学"近觑""暴盲""视瞻昏渺"等范畴。结合眼底体征可归属于血证范畴。本病病位涉及肝、脾、肾等，由于阴精气血不足，虚火伤络，气血失于统摄，血溢络外所致。中医辨证多为本虚，病久则虚中

夹实。治疗上止血祛瘀为治疗原则，初期治标为主，重在止血，酌以祛瘀；中期标本兼治，以活血祛瘀为主，兼补益精血；后期宜固本补虚，兼以散结，加用益气养血补肾之品。

基础篇

❖ 何谓高度近视视网膜病变？其病因及发病机制是什么？

高度近视视网膜病变（HM）是指屈光度高于 – 6.00D 或眼轴长度大于26mm 的患眼，其眼底视网膜脉络膜发生变性、萎缩、出血等一系列病理改变。严重者对视力影响极大，为眼科难治性疾病之一。

引起本病的病因主要是屈光状态的改变导致眼轴进行性变长，眼球向后扩张，尤其是后巩膜延伸、变薄，引起脉络膜毛细血管层变薄，RPE 层变性减少，被 Müller 细胞所替代、Bruch 膜变薄或裂开，从而眼底出现后巩膜葡萄肿、脉络膜下新生血管（CNV）、出血等继发性病理变化[4]。

目前本病发病机制不清。其影响因素复杂，其中遗传与环境因素是非常重要的流行病学因素。许多研究已肯定了高度近视的遗传性，包括性连锁隐性遗传、常染色体隐性遗传、常染色体显性遗传等。环境因素也是高度近视的危险因素之一，室外活动、阅读习惯、受教育水平均对 HM 有一定影响。近年来研究发现局部视网膜代谢、巩膜重塑等生化机制也是 HM 发病的重要因素[5]。

❖ 中医眼科如何认识高度近视视网膜病变的病因病机？

高度近视视网膜病变在古代文献没有明确的记载。根据患者主诉将其归于"近觑""暴盲""视瞻昏渺"等范畴。本病多为劳倦竭视，过度用眼引起精气耗伤，血脉阻滞，气血失调。中医对其病因病机认识如下。

（1）先天禀赋不足，后天失养，肝肾精血亏虚，目失于濡养。

（2）脾失健运，气血推动无力，血行瘀滞，又脾失统摄，血不循经则见血溢脉外而致出血。

（3）肝肾阴精不足，阴不制阳，内生虚热，或久病郁而化火，灼伤眼络而致出血。

❖ 如何理解高度近视视网膜病变属于"眼科血证"的范畴？

在高度近视视网膜病变的一系列眼底病变中，黄斑出血为其眼底损害之一。

中医学将高度近视性黄斑出血归于眼科血证范畴。《景岳全书》说："血本阴精，不宜动也，而动则为病。血主营气，不宜损也，而损则为病。盖动者多由于火，火盛则迫血妄行，损者多由于气，气伤则血无存。"黄斑出血也多与气火相关，气血不足，脉络失养，血虚瘀滞，血溢络外；又阴血耗伤，虚火内生，火灼络脉而出血。

高度近视引起的黄斑出血责之肝、肾、脾。《血证论》中指出"血生于心火而下藏于肝，气生于肾水而上主于肺，其间运上下者脾也。水火二脏，皆系先天，……人之即育，以后天生先天，故水火两脏全赖于脾"。可见肝脾肾三脏失调，可致气血不足，目失所养，肝肾阴精、阴血不足，内生虚火，火邪灼络，血离经脉。肝主疏泄，若肝失疏泄，气滞及血，血行不畅，则血瘀出血；或肝火上炎，肝气上逆，气迫血生，火邪上扰，亦致目络瘀滞，火灼目络出血。脾主运化，为气血化生之源，为气机运化枢纽，若脾失健运，气机不利则致气滞，气滞不行则血脉瘀滞。又有脾不统血，则血溢脉外。肾为先天之本，主一身之阴阳，肾的阴阳失调，可见肾阴亏虚，虚热虚火内生，向上熏灼目络，气血运行紊乱，日久必致血瘀，且阴虚本身亦可导致血瘀；而肾阳不足，血脉失于温煦，血运推动乏力而瘀滞不通。

诊断篇

❖ 高度近视视网膜病变的诊断要点有哪些？

1. 病史

本病见于高度近视患者，其屈光度高于 –6.00D 或眼轴大于 26mm 以上。由于眼轴进行性变长，眼球向后扩张，后巩膜延伸、变薄，从而导致一系列眼底病变。

2. 视力

HM 早期视远不清，视疲劳；中后期视力下降明显或视物变形，甚则视力骤降，甚则盲无所见。

3. 眼底检查

发病后随着眼轴不断延长，眼底可见视盘颞侧弧形斑、豹纹状眼底、视网膜脉络膜萎缩、漆裂纹、脉络膜新生血管、Fuchs 斑、黄斑出血、黄斑裂孔、视网膜脱离或劈裂、后巩膜葡萄肿等。其中，黄斑区的病变对视力影响显著（彩插 3）。

4. 荧光素眼底血管造影（FFA）

HM 可通过 FFA 直接显示视网膜脉络膜的血液循环状态，显示黄斑区视网膜有无新生血管形成等。高度近视黄斑出血 FFA 提示早期到晚期黄斑区均可见类圆形边界清楚的遮蔽荧光，晚期无增强或渗漏，出血灶周围可现透见荧光（彩插4）。高度近视眼黄斑区视网膜下新生血管，早期见荧光充盈，随时间延长而逐渐增强扩大，形状似颗粒状或不规则的强荧光，后期有荧光素渗漏（彩插5）。

5. 光学相关断层扫描（OCT）

通过 OCT 检查可以直观地显示视网膜的层次和结构，尤其是黄斑区，用于了解 HM 所致的视网膜萎缩变性、视网膜劈裂、黄斑裂孔、黄斑前膜等的发生情况（彩插6，彩插7）。

6. A、B 型超声波

用于了解眼轴长度，视网膜劈裂或脱离及后巩膜葡萄肿发生情况（图9-1）。

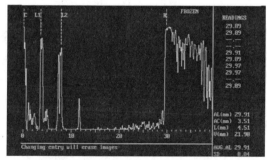
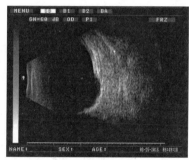

A. A型超声波显示平均眼轴长度：29.91mm

B. B型超声波显示后极部球壁回声局限向后膨隆（白箭）

图9-1 后巩膜葡萄肿

❖ 单纯性高度近视与病理性高度近视如何鉴别？

高度近视根据有无伴有眼底病理性改变可分为单纯性高度近视和病理性高度近视。

单纯性高度近视是指屈光度高于 -6.00D，持续视远模糊，视近正常，戴镜矫正可取到良好的矫正效果（彩插8）。而病理性高度近视是指屈光度高于 -6.00D 或眼轴长度大于26mm，并且伴有高度近视眼底改变。眼底可见后巩膜葡萄肿、视盘颞侧弧形斑、豹纹状眼底、视网膜脉络膜萎缩、漆裂纹、脉络膜新生血管、Fuchs 斑、黄斑出血、黄斑裂孔、视网膜脱离或劈裂、拱形黄斑等。视近视远均模糊，戴镜矫正视力恢复不佳。若黄斑病变则可致视力骤降，甚则失明（彩插9）。

　　单纯性高度近视可向病理性高度近视发展，但发病机制尚不清楚，从临床角度观察，高度近视进展为病理性近视必定伴随着眼球以及眼底形态学的改变，这些改变包括视盘、近视弧、视网膜、脉络膜、巩膜的变化。

　　有研究发现单纯高度近视进展为病理性近视时，主要表现为近视加深、眼轴变长、最佳矫正视力下降，脉络膜萎缩弧增加，视网膜厚度、神经纤维厚度大部分区域更薄；脉络膜厚度普遍变薄[6]。

❖ 与高度近视视网膜病变相关的主要并发症有哪些？

1. 黄斑病变

　　HM 随着病情进展会出现各种并发症，比较多见的是黄斑区病变。临床上有因牵拉造成的高度近视性黄斑前膜、黄斑裂孔、黄斑劈裂及黄斑出血等。

2. 青光眼

　　许多研究已证实了高度近视者与非近视者相比较，发生青光眼视神经病变的概率更高。随眼轴长度的增加[7]、屈光度的负向增加[8]、视盘旁 delta 区扩大和视盘增大[7]，发生视神经病变的概率增加。

❖ 高度近视视网膜病变如何辨证分型？

　　高度近视视网膜病变并发症较多，其中高度近视性黄斑出血对视力影响大，治疗棘手，预后差。临床上多采用中西医结合治疗手段。对于高度近视黄斑出血的辨证分型，目前尚未统一。本病依据眼底出血、是否伴有 CNV 及全身症状，中医辨证主要分为三型。

1. 肝肾阴虚证

　　患者先天禀赋不足，后天失养，肝肾精血亏虚，目失于濡养；眼底可见视盘脉络膜萎缩弧，后极部脉络膜萎缩，可见漆裂纹，黄斑区类圆形出血斑；全身症状可见头晕耳鸣、腰膝酸软。舌质红，苔薄黄，脉细。由于脉络失养闭塞，气血津液失其常道，而见黄斑出血。

2. 阴虚火旺证

　　肝肾阴精不足，阴不制阳，内生虚热，或久病郁而化火，灼伤眼络而致出血。眼底可见高度近视眼底改变，黄斑区片状出血，伴 CNV 形成。全身症状可见头晕耳鸣、五心烦热、心烦不寐、口燥咽干。舌红，少苔，脉细数。由于虚热内生灼伤脉络可见黄斑区出血，气血津液不行，痰瘀互结成有形实邪，则 CNV 形成。

3. 脾气虚弱证

脾失健运，气血推动无力，血行瘀滞，又脾失统摄，血不循经则见血溢脉外而致出血；眼底可见高度近视眼底改变，黄斑区片状出血，吸收缓慢，或反复出血可见 Fuchs 斑，或伴黄斑水肿。全身症状可见面色无华、倦怠乏力、纳差便溏。舌淡，苔薄白，脉细弱。由于脾虚不运，清阳不升，血行瘀滞而变生新生血管；统摄无力而致反复出血。

治疗篇

❖ 高度近视视网膜病变的主要治疗原则是什么？

HM 的治疗原则主要有控制眼轴延长，矫正屈光异常和治疗眼底病变及并发症。

针对不同的并发症采用不同的治疗手段。控制眼轴增长以手术为主，临床常见手术为后巩膜加固术，为高度近视主动的治疗方式。对于高度近视并发的黄斑前膜、黄斑劈裂、黄斑裂孔及视网膜脱离等，多采用手术治疗，尽力保存患者黄斑区功能及患者视力。对于高度近视引起的黄斑出血，则以中西医结合治疗为主。

中医治疗高度近视引起的黄斑出血，按眼科血证进行辨证论治，止血、祛瘀、宁血、补虚为治血四大法则。

HM 引起的黄斑出血病机为阴虚为本，兼火、兼瘀，为虚中夹实。治疗上在结合中医病因病机、辨证论治基础上，结合眼科血证特点进行分期论治：早期一般指出血小于 3 个月，出血多因虚火伤络所致，治疗以凉血止血为主，血止稳定后逐渐减量凉血药物，以免寒凝致瘀，再配合少量活血化瘀药，可达行血止血的目的。中期一般指出血在 3 个月以上，治疗以标本兼治，以活血化瘀为主，兼以滋阴补益脾肾。后期出血一般至少在 6 个月以上，以补益肝肾为主，兼以利水渗湿、软坚散结。再根据眼底情况加用活血、止血药物。

❖ 高度近视视网膜病变主要有哪些治疗方法？

（1）控制眼轴延长的治疗手段，临床上采用后巩膜加固手术，以控制近视和预防眼底病变。

（2）HM 伴有单纯性裂孔或格子样变性，以及玻璃体液化后脱离者，实施氩激光视网膜脱离预防性治疗，封闭周边病变视网膜。

（3）HM 引起的黄斑前膜，多合并其他眼底病变，如脉络膜视网膜萎缩、黄斑劈裂等，对于是否需要手术治疗应进行综合评估。

（4）HM 所引起的黄斑劈裂，采用手术的方式有玻璃体切除术（pars plana vitrectomy，PPV）、后巩膜加固术、后巩膜加固术联合 PPV 等。

（5）HM 引起的黄斑裂孔性视网膜脱离，采用的手术方式有后巩膜加固术、单纯玻璃体腔注气术和玻璃体切除术。

（6）若出现眼压升高，应予以降压处理。

（7）玻璃体腔内注射抗 VEGF 药物治疗脉络膜新生血管。

（8）配合应用凉血止血及活血化瘀中药。

❖ 抗 VEGF 药物在治疗高度近视性视网膜病变中应用情况如何？

脉络膜新生血管（choroidal neovascularization，CNV）是 HM 的严重并发症之一，其伴随的渗出、水肿、增生和瘢痕化可严重破坏眼部正常视功能结构和功能，造成严重的视力损害，甚至致盲。VEGF 表达增加被认为是 CNV 形成的标志。VEGF 与血管内皮生长抑制因子的动态平衡是血管正常生长的必要条件，一旦平衡被破坏，就会导致 CNV 的发生与发展。HM 患者 RPE 细胞中 VEGF 和色素上皮衍生因了含量的平衡受到破坏[9]，HM 患者的房水中 VEGF 浓度增高，表明 VEGF 在 HM 性 CNV 发展过程也起到重要作用[10-11]。

目前临床上抗 VEGF 治疗已经被广泛应用于 CNV 的治疗，通过玻璃体腔注射抗 VEGF 药物可有效降低眼内 VEGF 的浓度，降低黄斑中心区厚度（central macular thickness，CMT）、减轻 CNV 的渗漏，从而提高大多数患者的视力。且有研究表明玻璃体腔注射抗 VEGF 药物治疗 HM 性 CNV 可明显减少黄斑厚度、抑制渗漏和提高视力。

临床上目前常用的抗 VEGF 药物有：贝伐单抗（bevacizumab）、雷珠单抗（ranibizumab）、阿柏西普（aflibercept）、康柏西普（conbercept），针对 HM 性 CNV 的治疗效果也已得到初步肯定，为 HM 患者提供了一种经济有效的治疗途径。

由于 HM 患者的眼轴过度延长，玻璃体腔容积远大于正常眼球，对于是否需要增加剂量以达到相同效果也值得关注[12]。

❖ 高度近视周边视网膜病变的早期治疗有哪些？

HM 患者是视网膜变性或裂孔发生的高危人群，临床上也非常重视对 HM 患

者周边部视网膜病变的早期筛查与治疗。由于 HM 造成的眼轴病理性不断延长，而视网膜与脉络膜不能相应变长，致使视网膜、脉络膜弥漫性萎缩，从而发展为裂孔形成的基础。而玻璃体发生退行变性，由胶状变成液态，对视网膜的牵拉，致使视网膜裂孔形成，而液化的玻璃体通过裂孔侵入视网膜下空隙从而导致视网膜脱离。

视网膜格子样变性是最重要的与视网膜裂孔及视网膜脱离有关的视网膜变性，对于发现视网膜格子样变性应采取积极的治疗。

对明确有视网膜格子样变性或伴干性裂孔的 HM 患者行氩离子激光光凝治疗，是预防其出现裂孔源性视网膜脱离的重要手段，且激光治疗可有效地降低周边视网膜裂孔和变性区导致视网膜脱离的风险。

对于已发生 HM 导致的视网膜脱离的患者对侧眼，临床上积极行眼底检查，发现视网膜周边变性或裂孔时尽早干预，实施预防性激光治疗，并进行定期随访，避免视网膜脱离的发生。

❖ 高度近视引起的黄斑病变手术治疗方案有哪些？何时干预？

HM 性黄斑出血是高度近视视网膜病变的常见并发症之一，根据是否伴有脉络膜新生血管，分为单纯性和新生血管型 2 种。单纯性黄斑出血治疗后一般可获得较好的恢复视力；而新生血管型黄斑出血其治疗方式主要是药物或手术治疗，而药物目前仅作为辅助治疗手段，主要有止血类、扩张血管类药物，再辅以促进渗出吸收及营养神经类药物。此外还有激光治疗、光动力学治疗（PDT）、抗血管内皮生长因子（抗 VEGF）治疗等。手术方式有黄斑下新生血管切除和黄斑下新生血管切除联合黄斑转位术等。

HM 性视网膜前膜多合并有其他眼底病变，这些病变对视功能的损害往往大于前膜本身。临床上根据黄斑前膜是否合并牵拉性黄斑病变和其他脉络膜视网膜萎缩或 CNV 而将其分为两种情况，在不伴有牵拉性黄斑病变的情况下，手术的选择和预后与特发性黄斑前膜没有明显区别。而在合并有严重的视网膜显著变薄、视网膜劈裂等情况下，手术难度便会明显增大，由于脉络膜和视网膜的萎缩，导致眼底不易观察。另外，在剥除前膜的过程中，由于视网膜的变薄，极易出现黄斑裂孔，故而很多情况下采取保留中心凹的前膜剥除术。

HM 性黄斑劈裂（myopic foveoschisis，MF）的发生和发展与玻璃体后皮质、内界膜和硬化的视网膜血管引起的向心性牵引及不断增加的眼轴长度和后巩膜葡萄肿所致的离心性牵引两方面因素有关。MF 是一种慢性进行性的病理改变，可在相当一段时间内不出现视力的损害。而对于无临床症状且病情不发展的患者多

采取随访观察。手术治疗主要是针对中心视力明显下降，和（或）伴有黄斑裂孔、黄斑中心凹脱离等并发症的患者。手术的主要方式有玻璃体切除术（pars plana vitrectomy，PPV）、后巩膜加固术、后巩膜加固术联合 PPV 等。手术的目的旨在缓解或消除与 MF 发病有关的牵引，尽力保留患者视力。

HM 性黄斑裂孔（macular hole，MH）的发生，多认为是继发于黄斑劈裂造成，且易形成高度近视黄斑裂孔性视网膜脱离，严重影响患者视力。治疗上采用玻璃体切除术，但由于玻璃体后皮质的剥离非常困难，故常联合内界膜剥除，以彻底松解对视网膜表面的牵拉力，从而提高 HM 性黄斑裂孔的闭合率。多选择硅油为术中的填充物。

HM 黄斑裂孔性视网膜脱离是一种特殊类型的孔源性视网膜脱离，其治疗十分复杂。采用的手术方式有后巩膜加固术、单纯玻璃体腔注气术和玻璃体切除术。但任何一种手术方式都无法完全解决黄斑区所造成的牵拉，且术后复发率高。而临床上目前以玻璃体切除术、内界膜剥除及眼内填充联合作为常用手术方式，但未有统一标准。

❖ 什么是后巩膜加固术？手术时机如何选择？

HM 造成眼轴的持续性延伸，屈光度不断加大，从而引起一系列眼底病变。为了控制眼轴的增长，减缓近视的发展，临床上可采用后巩膜加固术。

后巩膜加固术是针对 HM 巩膜胶原病理变化而采取的一种预防为主、防治结合的手术方式。通过植入条带与原巩膜共同而形成"新巩膜"，使得巩膜的厚度、硬度明显增加，提高巩膜韧性，增加了其抵抗变形的能力，使眼轴相应缩短。实施巩膜加固术后可改善后极部的血液供应及黄斑区缺血缺氧的环境，对抑制黄斑区脉络膜新生血管的形成也有一定的作用。

由于 HM 引起眼轴不断增长，过度增长的眼轴会引起视网膜脉络膜的病变，所以后巩膜加固术应尽早进行，最佳时机是在眼底损害出现之前进行预防性干预治疗。

❖ 高度近视性视网膜病变西医临床治疗的"痛点"有哪些？

对于高度近视性黄斑出血，药物治疗虽然能在一定程度上抑制病情的发展，对疾病的治疗起到一定的积极作用，但出血易反复，或随病情进展而有新的 CNV 形成。而激光治疗很有可能引起再次出血，造成中心凹损伤、视网膜下出血、激光瘢痕、网膜色素上皮层撕裂等并发症，复发率也较高。光动力学主要是针对新生血管的封闭治疗，但长期治疗效果欠佳。因其本身存在的网膜变性萎缩性改

变，使得视网膜对光动力学治疗引起的损伤更为敏感；还会造成脉络膜血管灌注缺血、阻塞、破裂以及网膜机化形成等并发症。抗 VEGF 药物具有效果显著、安全等特点，但价格昂贵、复发率高、需反复长期注射。还有一些手术治疗方式，如黄斑下新生血管切除和黄斑下新生血管切除联合黄斑转位术等，但都对技术要求高，且术中并发症也较多。

手术治疗 HM 的并发症，包括黄斑裂孔、黄斑前膜、黄斑劈裂、视网膜脱离等，手术方式的选择目前临床上尚未统一，而手术难度及技术要求也较高，术后并发症较多，也存在复发风险。

后巩膜加固术虽然可以避免眼内手术对视网膜的损伤，但无法解决黄斑区的牵拉，术后仍有视网膜脱离复发的可能。

❖ 中医如何辨证治疗高度近视性黄斑出血?

1. 肝肾阴虚证

眼底表现：眼底可见视盘脉络膜萎缩弧，后极部脉络膜萎缩，可见漆裂纹、黄斑区类圆形出血斑。

舌脉：舌质红，苔薄黄，脉细。

全身症状：头晕耳鸣，腰膝酸软。

治法：益肾养阴，和血明目。

主方：驻景丸加减。

组成：楮实子 10g、菟丝子 15g、枸杞子 10g、茺蔚子 10g、熟地黄 20g、当归 10g、赤芍 10g、生蒲黄（包）15g、茜草 10g。

方解：方中楮实子、菟丝子、枸杞子既滋肾阴，又补肾阳，益精明目而养肝；茺蔚子补肝肾，通血脉，养阴明目；熟地黄滋阴补肾，养血调肝；配合赤芍、生蒲黄、茜草凉血止血，通络明目。全方共奏益肾养阴、和血明目之功。

2. 阴虚火旺证

眼底表现：眼底可见高度近视眼底改变、黄斑区片状出血，伴 CNV 形成。

舌脉：舌红，少苔，脉细数。

全身症状：头晕耳鸣，五心烦热，心烦不寐，口燥咽干。

治法：益肾养阴，清热凉血。

主方：四物五子汤合生蒲黄汤加减。

组成：生地黄 15g、当归 10g、白芍 10g、牡丹皮 10g、菟丝子 10g、枸杞子 10g、覆盆子 10g、车前子 10g、地肤子 10g、丹参 10g、墨旱莲 10g、生蒲黄（包）10g、荆芥炭 10g、郁金 10g。

方解：方中生地黄、当归、白芍补血养血，滋阴养肝；菟丝子、枸杞子、覆盆子、车前子、地肤子补肾养精明目；墨旱莲、生蒲黄、荆芥炭、牡丹皮凉血止血；丹参养血活血；郁金疏肝行气，清心凉血。二方合用，共奏益肾养阴、清热凉血之功。

3. 脾气虚弱证

眼底表现：眼底可见高度近视眼底改变，黄斑区片状出血，吸收缓慢，或反复出血可见 Fuchs 斑，或伴黄斑水肿。

舌脉：舌淡，苔薄白，脉细弱。

全身症状：面色无华，倦怠乏力，纳差便溏。

治法：健脾益气，止血化瘀。

主方：助阳活血汤加减。

组成：柴胡 8g、黄芪 20g、党参 10g、白术 10g、当归 15g、丹参 10g、升麻 6g、葛根 10g、炙甘草 10g、蔓荆子 10g、防风 10g、白芷 10g。

方解：方中黄芪、党参、白术健脾益气，升麻、柴胡、蔓荆子、防风、白芷升举清阳，补益气血不足；当归补血活血，丹参、葛根活血散结；炙甘草甘温补脾，调和诸药。全方共奏调补脾气、助阳活血、调理气血之功。

◈ 中西医结合治疗高度近视视网膜病变的优势如何体现？

高度近视视网膜病变临床并发症较多且复杂多变，虽然西医方面可以通过药物和手术治疗控制疾病的进展，但是病情易复发，预后效果欠佳，且并不是所有并发症都可以通过手术方式治疗的。高度近视性视网膜病变治疗棘手，中西医结合为目前临床上治疗 HM 的常用方法，尤其是高度近视性黄斑出血，中医治疗有一定优势。

在明确诊断及分型的基础上进行中医治疗，是目前中医治疗的主流。中医药治疗 HM 性黄斑出血，针对是否伴有 CNV 而临床分型不同。对于单纯性黄斑出血，中药具有促进出血吸收、缩短病程及提高视力等多方面优势。对于伴有 CNV 的黄斑出血，西医采用 PDT 及抗 VEGF 治疗，可见到明显的 CNV 消退和黄斑水肿减轻。临床上观察到辅以中药治疗效果要明显优于单纯西医治疗，中药治疗 CNV 的优势在于药物靶点作用广泛且口服药物安全性高。

当患者不愿接受或无法负担激光、抗 VEGF、手术治疗时，或上述治疗效果不好，口服中药是一种较好的治疗选择。且中药作用有助于激光、抗 VEGF 及手

术等治疗后的恢复，以及对于后期瘢痕化、广泛脉络膜视网膜萎缩的患者视功能的改善。

西医和中医在治疗本病上都有一定的优势和专长，二者取长补短，优势互补，相互促进，能更好地发挥治疗效果。

预防篇

❖ 高度近视如何防控？

高度近视伴眼底病理性改变者，西医病理认为与遗传因素关系密切，以常染色体隐性遗传最为常见，若父母双方均为高度近视，应加以警惕。

由于高度近视的屈光度不断增加，尤其是青少年青春期的发展更明显。所以为了更好地控制近视度数的增加，要注意合理用眼，有良好的视觉环境，避免长时间近距离用眼，规律作息，合理膳食，积极参加户外运动，适当地放松调节。要配戴合适的眼镜，正确矫正屈光不正。

目前近视越来越普遍，高度近视也越来越低龄化。因此，要重视儿童早期视力保护，尤其是有遗传背景的儿童更应加以重视。对儿童及青少年实行至少一年2次的视力筛查，发现裸眼视力下降应尽早去医院就诊。

❖ 高度近视的中医药防控手段有哪些？

中医认为近视属于"能近怯远症"。病因为先天禀赋不足以及后天发育不良。病机认为久视伤气血，气血不能濡养，导致近视的发生、发展。目前有很多中医技术针对儿童青少年近视的防控，相对于西医有一定优势。

1. 穴位按摩

穴位按摩简单易操作，且无创伤性。常用穴位有睛明、四白、太阳、鱼腰、丝竹空、阳白、攒竹、承泣、球后、瞳子髎、印堂等眼周穴位，以及风池、合谷、足三里、太冲、肝俞、肾俞、中脘等全身穴位。手法操作时，部位要准、用力要稳、力量要持久，直达肌理，以产生酸胀感为度。每次3~5个穴位，每次按摩3~5分钟，以眼周穴位为主。

2. 耳穴疗法

耳穴疗法可以调整眼部周围的血液运行，改善缺氧，上调血液的运行，起到防控近视发生、发展的过程。耳穴疗法常用穴位为眼、目1、目2、心、肝、脾、肾、神门等耳部穴位。每次0.5~1分钟，以出现酸胀热痛为度，1周更换1次，

双耳交替。

3. 针刺

针刺（包括常规针刺、揿针、梅花针、眼针）、刮痧、服用中药以及综合方法的体质调理等中医疗法对于近视的预防也有较好的效果，但此类方法需要在正规医疗机构进行，同时要结合孩子的接受能力和依从性[13]。

❖ 高度近视的并发症如何预防？

高度近视周边视网膜容易发生变性或出现裂孔，作为高度近视患者要注意观察有无闪光感、飞蚊症、视力或视野的改变；以及有无眼胀眼痛、视疲劳等症状，以便及时发现视网膜周边部病变及青光眼的发生。

日常生活中要注意防止眼外伤和头眼部的震动，避免剧烈活动和重体力劳动，尽量减少对眼部的不良刺激，忌烟酒，不熬夜，预防并发症，保护视力。

◀ 结语

HM 的治疗原则主要有控制眼轴延长，矫正屈光异常和治疗眼底病变及并发症。但高度近视视网膜病变临床并发症较多且复杂多变，目前临床上尚无统一有效的治疗方案。

中西医结合治疗为治疗 HM 开辟了一条新途径，虽然西医方面可以通过药物和手术治疗控制疾病的进展，但是病情易复发，预后效果欠佳。中药作用有助于激光、抗 VEGF 及手术等治疗后的恢复，以及对于后期瘢痕化、广泛脉络膜视网膜萎缩的患者视功能的改善。

从已发表的文献及大量临床观察来看，中西医结合治疗确实优于单纯西医治疗，且是近期研究的热点，并取得了一定成效，但其安全性、有效性及远期预后仍需要临床大样本的研究。

HM 患者是视网膜变性或裂孔发生的高危人群，临床上要重视对 HM 患者周边部视网膜病变的早期筛查与治疗。

HM 的治疗中，由于并发症较多，且病情严重程度不同，应合理选择治疗方案及最佳治疗时机。中医辨证论治对于 HM 的治疗，尤其是 HM 性黄斑出血有很好的优势。发挥我国传统医药的优势，是值得我们进一步探索的。

重视儿童及青少年的近视防控，目前近视越来越普遍，高度近视也越来越低龄化。因此，对于儿童早期视力保护，尤其是有遗传背景的儿童更应加以重视。

对儿童及青少年实行至少一年 2 次的视力筛查，发现裸眼视力下降应尽早去医院行相关检查。

参考文献

[1] HOLDEN B A, FRICKE T R, WILSON D A, et al. Global prevalence of myopia and high myopia and temporal trends from 2000 through 2050 [J]. Ophthalmology, 2016, 123 (5)：1036 –1042.

[2] LI Y, LIU J, QI P. The increasing prevalence of myopia in junior high school students in the Haidian District of Beijing, China：a 10 – year population – based survey [J]. BMC Ophthalmol, 2017, 17 (1) ：88.

[3] SUN J, ZHOU J, ZHAO P, et al. High prevalence of myopia and high myopia in 5060Chinese universitystudents in Shanghai [J] . Invest Ophthalmol Vis Sci, 2012, 53 (12) ：7504 –7509.

[4] 庄曾渊，张红. 庄曾渊实用中医眼科学 [M] . 北京：中国中医药出版社，2016.

[5] 李筱荣. 高度近视性眼底病变李筱荣 2018 观点 [M] . 北京：科学技术文献出版社，2018.

[6] 刘维锋，徐月圆，袁雪芳，等. 单纯高度近视和病理性近视患者眼后段结构的形态学改变 [J] . 眼科新进展，2018，38 (12) ：1153 –1156，1160.

[7] JONAS J B, WEBER P, NAGAOKA N, et al. Glaucoma in highmyopia and parapapillary delta zone [J] . PloSOne, 2017, 12 (4) ：e0175120.

[8] XU L, WANG Y, WANG S, et al. High myopia and glaucoma susceptibility the Beijing eye study [J] . Ophthalmology, 2007, 114 (2) ：216 –220.

[9] Shin Y J, Nam W H, Park S E, et al. Aqueous humor concentrations of vascular endothelial growth factor and pigment epithelium – derived factor in high myopic patients. Mol Vis, 2012, 18：2265 –2270.

[10] Tong J P, Chan W M, Liu D T, et al. Aqueous humor levels of vascular endothelial growth factor and pigment epithelium – derived factor in polypoidal choroidal vasculopathy and choroidal neovascularization. Am J Ophthalmol, 2006, 141 (3)：456 –462.

[11] Adamis A P, Miller J W, Bernal M T, et al. Increased vascular endothelial growth factor levels in the vitreous of eyes with prolifeative diabetic retinopathy. Am J Ophthalmol, 1994, 118 (4)：445 –450.

［12］Chan W M, Lai T Y, Liu D T, et al. Intravitreal bevacizumab（Avastin）for myopic choroidal neovascularization: six – mouth results of a prospective pilot study. Ophthalmology, 2007, 114（12）: 2190 – 2196.

［13］中华中医药学会眼科分会. 中医药防控儿童青少年近视指南［J］. 中国中医眼科杂志, 2021, 31（6）: 386 – 387.

（张红　裴铮）

第10章 获得性麻痹性斜视

概述

获得性麻痹性斜视（acquired paralytic strabismus）又称后天性麻痹性斜视，是在两眼视觉系统已经建立或者充分巩固之后，由于下神经元即神经核、神经干或肌肉本身器质性病变引起，可以是单眼或双眼眼外肌的部分或完全性麻痹，按病因大致可分为神经源性、肌源性和机械性3大类[1]。神经源性：临床上占多数，常见原因有外伤、炎症、肿瘤、中毒、高血压和糖尿病造成营养神经纤维的小血管阻塞，还有少部分原因不明者，其发生频率依次为第Ⅵ、Ⅲ、Ⅳ颅神经受损；肌源性：常见于Graves病、重症肌无力、慢性进行性眼外肌麻痹、眶上裂综合征和眶尖综合征等；机械性：最常见于机械性眼眶钝挫伤引起眶内软组织包括眼外肌的水肿、出血或者眶内侧壁和眶底骨折引起的眼外肌嵌塞，手术、难产损伤，以及眶内肿瘤占位导致的眼外肌运动受限。中枢性麻痹性斜视常常不是真正意义上的麻痹性斜视，以注视麻痹为主，包括水平、垂直、辐辏、开散或者核间麻痹，常又称为假性麻痹。本章节论述内容主要是前者，不包括中枢性麻痹性斜视。

本病中医学属"风牵偏视"范畴，以眼珠突然偏斜、转动受限、视一为二为临床特征的眼病。本病又名目偏视、坠睛、坠睛眼，坠睛之名首见于《太平圣惠方·治坠睛诸方》，谓："坠睛眼者，由眼中贼风所吹故也……则瞳仁牵拽向下。"均以眼珠偏斜为其主症。

1. 流行病学

获得性麻痹性斜视多见于老年人，研究显示斜视的发病率与年龄增长相关，且在60岁以后尤为明显[2]。西方国家调查发现平均发病年龄为50岁，而印度一项调查研究显示印度人平均发病年龄为38岁[3]。目前国内尚无关于本病大样本流行病学研究，但高血压、糖尿病已被认为是诱发本病的主要危险因素。

2. 临床表现与诊断

急性发作期患者可出现复视、混淆视、眩晕及恶心呕吐等全身性并发症。眼

球向某一个方向或某些方向存在转动受限。斜视角随注视方向的变化而变化，向麻痹肌作用方向注视时的斜视角度最大；第二斜视角（受累眼做注视眼时的斜视角）大于第一斜视角（健眼做注视眼时的斜视角）；眼位向麻痹肌作用反方向偏斜，并出现代偿性头位。动眼神经麻痹的患者常伴有上睑下垂，瞳孔散大，对光反射迟钝或消失。

临床上对于后天性麻痹性斜视的体征诊断并不困难，结合患者发病情况，通过检查视力、屈光介质及眼底以排除器质性病变，角膜映光法判断有无眼位偏斜，利用红玻璃实验、同视机、三棱镜遮盖实验对眼球运动和复视像进行检查，从而得到定性诊断。其中，双眼复视的患者需要考虑神经系统和全身性疾病，单眼复视的患者则不属于麻痹性斜视，需考虑屈光不正、白内障初期的晶体的不规则折射、老视等。

3. 治疗现状

本病病因复杂，发病机制多样，目前没有特效药物和标准化的治疗方案。西医主要分为手术治疗及药物治疗，其中药物治疗主要包括营养神经药、糖皮质激素、肉毒杆菌素、改善微循环等；手术治疗的术式较为多样，可根据患者麻痹性斜视的类型、斜视角度的大小以及原发病带来的后续影响进行选择，主要原则为减弱麻痹肌的拮抗肌和（或）加强麻痹肌，和减弱健眼的配偶肌。中医辨证论治则以补气养血、扶正祛邪治法为主配合针刺、推拿、刮痧、中药离子导入等中医外治法。

基础篇

❖ 何谓动眼神经麻痹？其病因及发病机制是什么？

1. 动眼神经解剖

动眼神经是第Ⅲ对颅神经，属于混合神经，支配上、内、下直肌，下斜肌，提上睑肌，并为瞳孔括约肌和睫状肌提供副交感神经支配。动眼神经起自中脑上丘的动眼神经核，动眼神经所支配的多个眼球运动功能分别由其位于动眼神经核团复合体中的亚核支配。[4]动眼神经核群位于中脑背侧上丘水平、导水管周围下方的灰质中。中央尾核是单核，位于中线，发出的神经纤维支配双侧提上睑肌。与中央尾核不同，其他所有动眼神经核群的各组亚核均为成对分布。动眼神经副核为瞳孔括约肌提供副交感神经支配，并支配同侧眼。支配上直肌的神经束在核群内交叉支配对侧上直肌。

145

2. 动眼神经麻痹概念

动眼神经麻痹是一种可由多种病因导致的眼球运动异常、上睑下垂及瞳孔受损的疾病。动眼神经麻痹按发病程度可分为完全性与不完全性，完全性动眼神经麻痹患者患眼只有外直肌及上斜肌存在功能，表现为上睑下垂，眼球外转不受限或过强、其余方向均受限，瞳孔散大，直接/间接对光反射消失。不完全性动眼神经麻痹患者可支配的眼外肌功能受不同程度影响，患者除瞳孔括约肌及睫状肌功能正常外，其余表现同完全性动眼神经麻痹，常伴有复视[5]。按病变发生的部位可分为动眼神经核病变、动眼神经束病变、蛛网膜下隙病变、海绵窦病变及眶尖病变。

3. 病因病机

本病病因包括缺血性（糖尿病性）神经病，后交通动脉瘤，创伤，脑干/蛛网膜下隙疾病（肿瘤、脱髓鞘、梗死、脑膜炎），海绵窦/眼眶（压迫、炎性/感染），偏头痛，先天性。其中，糖尿病性动眼神经麻痹可因糖尿病微血管病变继发缺血、缺氧所导致；脑干疾病因颈动脉及基底动脉管壁肿胀压迫供应颅神经的小血管导致缺血进而导致发病；偏头痛发作时，血管痉挛导致的可逆性血 - 神经屏障功能障碍是其发病机制[6]。按照病变部位分具体病因，见表 10 - 1。

表 10 - 1　不同病位的症状、病因

部位	症状	病因
神经核	同侧动眼神经麻痹，伴对侧上睑下垂、对侧上肢肌力弱	梗死、出血、肿瘤
神经束	伴对侧肢体瘫痪/震颤/共济失调	梗死、出血、肿瘤、脱髓鞘
蛛网膜下隙	伴疼痛	动脉瘤、肿瘤、脑膜炎、脑疝、外伤
海绵窦	伴滑车神经、展神经、三叉神经障碍、疼痛	炎症、肿瘤、颈内动脉瘤、动静脉瘘、血栓
眶尖	伴滑车神经、展神经、三叉神经、视神经障碍	外伤、炎症、感染、肿瘤

❖ 何谓滑车神经麻痹？其病因及发病机制是什么？

1. 滑车神经解剖

滑车神经是第Ⅳ对颅神经，支配上斜肌，涉及眼球的内旋、下视和外展。滑车神经起自中脑四叠体下丘的导水管周围腹侧的滑车神经核（在动眼神经核的正后方），绕过大脑导水管在前髓帆处交叉，从背侧离开脑干，绕脑干到其腹侧进入海绵窦，最终支配上斜肌。

2. 滑车神经麻痹的概念

滑车神经麻痹是指其损害表现患眼上斜，造成垂直或对角性复视的疾病。临床表现为眼球处于外旋位；下视困难；除上视外，各向均有复视，在患眼内收时，垂直复视更明显，头部歪向患侧时，患侧眼球位置更偏上，当头部歪向对侧肩部时可使患侧眼球位置得以改善。

3. 病因病机

常见病因包括先天性、脑外伤、缺血性（糖尿病性）神经病变、脑干脱髓鞘、肿瘤、梗死、出血[7]。因滑车神经从脑干背侧发出，在蛛网膜下隙中游离的部分行径较长，因此，脑震荡或挫裂伤时，易造成滑车神经的水肿或出血等损伤。所以闭合性头颅外伤是导致滑车神经麻痹比较多见的原因。

❖ 何谓外展神经麻痹？其病因及发病机制是什么？

1. 外展神经解剖

外展神经是第Ⅵ对颅神经，支配外直肌，负责眼球的外展运动。外展神经是脑桥延髓接处的中背侧面神经核发出的神经纤维，从脑桥延髓结合部离开脑干进入蛛网膜下隙，向上爬上床突，在岩床韧带下方，通过 Dorello 孔，穿过硬膜，进入海绵窦。

2. 外展神经麻痹的概念

外展神经麻痹是由多种原因引起的眼球外展不能、复视、代偿头位，偶可有头晕、头痛等临床表现的疾病[8]。外展神经受损引起的麻痹性斜视在临床上最为常见。根据发病的解剖位置，可以将其分为核上性、核性、核间性以及周围性。

3. 病因病机

（1）核上性病变：常见病因包括脑的血管病变、神经脱髓鞘以及肿瘤。

（2）核病变：常见原因有脑干的血管病变（脑梗死或脑出血等）、肿瘤、多发性硬化、代谢性脑病（Wernicke 脑病）、先天性外展神经核发育不良等。

（3）核间性病变：该病变的主要位置为内侧纵束，内侧纵束受损常见于血管病变、脑干炎症，其次为脑积水、多发性硬化、肿瘤、代谢性疾病、药物相关性中毒以及外伤等。

（4）周围性病变：常见于血管病变（海绵窦瘘、颈内动脉瘤）、出血、颅压增高、肿瘤、手术相关损伤（脊髓麻醉、腰椎穿刺）、炎性疾病（肉瘤、狼疮）、感染（梅毒、肺结核、隐球菌）及头部外伤等。

❖ 中医眼科如何认识后天性麻痹性斜视的病因病机?

麻痹性斜视中医学属"风牵偏视""目偏视"等范畴,《证治准绳》谓"目珠不正,人虽要转而目不能转。乃风热攻脑,筋络被其牵缩紧急,吊偏珠子,是以不能运转",《太平圣惠方》谓"风寒入贯瞳仁,攻于眼带,则瞳仁牵拽向下",《诸病源候论》则认为本病是"人脏腑虚而风邪入于目,而瞳子被风所射,睛不正则偏视"所致。《审视瑶函》曰:"此症谓目视一为二也,乃光华耗衰,偏隔败坏矣。病在胆肾,胆肾真一之精不足,而阳光失其主倚,故错乱而渺视为二。若目赤痛,而视一为二者,乃火壅于络。阴精不得升运,以滋神光,而渺其视也。"综上所述,风牵偏视病因无外乎风、痰、瘀、虚这四个要素,病位主要在脾、肝、肾,病性为本虚标实。结合临床对其病因病机认识如下。

(1) 气血不足,腠理不固,风邪乘虚侵入经络,目中筋脉弛缓而发病。

(2) 脾胃失调,津液不布,聚湿生痰,复感风邪,风痰阻络,致眼带转动不灵。

(3) 因头面部外伤或肿瘤压迫,致使脉络受损瘀阻所致。

诊断篇

❖ 动眼神经麻痹的定位诊断要点有哪些?

1. 动眼神经核病变

典型表现为双眼眼外肌麻痹,核性麻痹很少单独损害一眼,如果一眼动眼神经支配的眼肌完全受损,对侧眼肌完全正常,则可以排除核性麻痹。当动眼神经副核(Edinger – Westphal)E – W 核和尾部提上睑肌亚核受损,可表现为单侧或双侧动眼神经麻痹伴双侧上睑下垂[8]。

2. 动眼神经束病变

脑干损伤时可累及动眼神经束侧面产生单眼上转受限和上睑下垂,累及内侧束则会引起动眼神经下支麻痹。束性病变可能伴有邻近脑干病变,出现相应临床表现,如对侧偏瘫、对侧震颤及共济失调。

3. 蛛网膜下隙病变

蛛网膜下隙病变与后交通动脉瘤密切相关,患者可因急性动眼神经麻痹伴疼痛而就诊于眼科。查体可表现为上睑下垂,眼球向上、下、内运动受限,瞳孔散大,对光反射消失。由于诊断动脉瘤的金标准为导管介入脑血管造影[9]。因此,动眼神经麻痹患者伴有任何程度的瞳孔受损都需要立刻做头部血管影像检查以明确诊断。

4. 海绵窦病变

海绵窦病变包括海绵窦非特异炎症，也称为痛性眼肌麻痹，即 Tolosa - Hunt 综合征。患者表现为急性复视、眼肌麻痹伴眼眶及前额部明显疼痛，颅脑 MRI 中患侧海绵窦增宽、强化。海绵窦栓塞则可导致眼球突出、球结膜水肿与充血、眼睑水肿及眼底改变等，并可伴有全身中毒症状，出现高热、昏迷。

5. 眶尖病变

眶尖病变可导致动眼神经、外展神经及滑车神经的直接损伤，使其支配的眼外肌麻痹和三叉神经第一支分布区域的感觉丧失，也可造成视神经损害，出现视神经萎缩。

◈ 滑车神经麻痹的定位诊断要点有哪些？

1. 滑车神经神经核和神经束病变

脑干病变（如多发性硬化、胶质瘤、脑干梗死等）导致滑车神经麻痹的情况较为罕见，但其邻近可能受累的结构包括滑车神经核正下方穿行的内侧纵束和下行的交感神经纤维。脑干局灶性病变累及滑车神经核和邻近的交感神经纤维时，导致对侧的上斜肌麻痹和同侧霍纳综合征。

2. 蛛网膜下隙病变

滑车神经是在蛛网膜下隙穿行距离最长、唯一从背侧离开脑干的脑神经，因此是颅脑外伤中最易受伤的脑神经。患者可诉两个物像垂直分离，且有不同程度的倾斜；重影在向下注视（下楼梯）及视近物（阅读）时明显；头部向患侧肩部倾斜时可使得复视程度减轻。

3. 海绵窦和眼眶病变

由于海绵窦和眶上裂的病变常引起该区域的多支脑神经麻痹，所以导致孤立性滑车神经麻痹的可能性较小。

◈ 外展神经麻痹的定位诊断要点有哪些？

1. 外展神经核上行病变

由于脑桥皮质下的侧视中枢位于展神经核附近的脑桥旁中线网状结构，而从脑桥旁线网状结构发出的神经纤维经过同侧展神经核和对侧动眼神经的内直肌核。因此，此处发生病变可以引起双眼向病灶对侧水平偏视。

2. 外展神经核病变

主要表现为患眼内斜视，通过旋转颈部实验以及冷水刺激前庭后眼外展仍不

过中线。有部分患者可以引起同侧水平注视麻痹（即患者的两只眼睛均看不到病变的一侧）。部分会导致周围性面神经麻痹，表现为同侧面瘫。该处的损伤也会累及同侧未交叉的锥体束，所以部分患者还伴有对侧肢体上运动神经元性瘫痪（Millard – Gubler 综合征）。

3. 外展神经核间性病变

（1）若病变位置位于内侧纵束的上行纤维，主要临床表现为患侧眼球不能内收；对侧眼球外展时有眼球震颤，辐辏正常。冷水刺激对侧前庭后，患侧内直肌可以收缩，此方法可以用于鉴别内直肌麻痹。

（2）若病变位置位于内侧纵束的下行纤维，主要临床表现为患侧眼球外展不能，但是冷水刺激前庭后，患侧外直肌可以收缩，此方法可以用于鉴别外直肌麻痹。

4. 外展神经周围性病变

临床通常表现为患侧眼球外转不能，常伴随其他神经系统体征表现。出现以下情况应该进行头颅 MRI 检查：患者外展受限逐渐加重；既往有脑或鼻窦肿瘤史或可能发生转移的癌变；有其他脑神经受累；患者有较明显的面部疼痛；或者出现其他神经系统症状。

❖ 中医如何对麻痹性斜视辨证分型？

西医学百家争鸣，中医对麻痹性斜视辨证分型尚未建立起统一的标准。根据本病全身症状不同，中医证型主要分为三型。总的病机特征以正气虚弱为本，风、痰瘀阻滞为标[10]。

1. 风邪中络证

机体气血不足，腠理不固，风邪乘虚侵入，阻滞经络，则气血运行不畅，致筋脉失于濡养而弛缓不用，故猝发眼珠偏斜，视一为二，头晕目眩，步态不稳，舌淡，脉浮数。

2. 风痰阻络证

因脾虚而致痰聚，复感风邪，风痰结聚，阻滞经络，气血运行不畅，致筋肉失养而迟缓不用，故出现目珠偏视，转动失灵；胸闷呕恶，泛吐痰涎，舌苔白腻，脉弦滑。

3. 脉络瘀阻证

外伤或中风后瘀血阻络，日久不消，筋脉失于濡养，故出现目珠偏位、视一为二；舌淡或有瘀斑，脉涩。

❖ 为何麻痹性斜视是眼科针刺治疗的优势病种之一？

中医外治法中的针刺疗法是基于经络理论以及目与经络脏腑的关系上，通过

在经络腧穴上施以手法刺激，激发得气效应从而获得临床疗效。眼虽为局部器官，但眼禀先天之精所成，受后天之精所养。《灵枢·大惑论》云："五脏六腑之精气，皆上注于目而为之精，精之窠为眼。"《审视瑶函·内外二障论》中指出"眼乃五脏六腑之精华，上注于目而为明"。说明了若五脏六腑功能失调，不能化生精气并输送精气至目，致使目窍失去精气的濡养而影响眼的视觉功能。《证治准绳·杂病·七窍门》谓："目珠者，连目本，目本又名目系，属足厥阴之经也。"《灵枢》云："目者，宗脉之所聚也……诸脉者皆属于目。"《灵枢·邪气脏腑病形》中则认为："十二经脉，三百六十五络，其血气皆上于面而走空窍，其精阳气上走于目而为睛。"阐明了眼和脏腑之间的整体关系，主要通过经络沟通内外，贯穿上下，并通过经络将气血津液源源不断地输送至目窍。《灵枢·经脉》中曰："膀胱足太阳之脉，起于目内眦，上额交颠""胃足阳明之脉，起于鼻交頞中""小肠手太阳之脉，其支者，从缺盆循颈上颊，至目锐眦，却入耳中""大肠手阳明之脉，其支者，从缺盆上颈，贯颊，入下齿中；还出挟口，交人中。左之右、右之左，上挟鼻孔"。指出足太阳经、足阳明经、手太阳经及手阳明经的起止、交接及循行于目内眦。此外，手太阳经、手足少阳经的起止、交接及循行于目外眦。与目系有联系的经脉还包括足厥阴肝经、手少阴心经及足太阳膀胱经。而奇经八脉中与眼睛直接有关系的主要有任脉、督脉，阴、阳跷脉及阳维脉。综上所述，人体之所以是一个有机整体，是因为脏与脏、脏与腑、腑与腑之间，均是通过经络相互之间联系，它们在生理上是相互协调和相互依存的。眼和经络的关系极为密切，而针刺本身具有调节经络、脏腑、气血的功能，并且从西医学角度分析，针刺能够刺激麻痹的眼神经，增加神经的放电量，加速神经的传导速度，同时可以直接兴奋麻痹肌，提高麻痹肌的肌张力，改善眼部的血液循环，促进受损的眼神经和眼外肌的修复功能。因此，针刺治疗本病效果显著，可为临床治疗提供新的诊疗思路。

治疗篇

❖ 西医治疗后天性麻痹性斜视的非手术治疗方式有哪些？其作用机制是什么？

非手术治疗主要适用于发病 6 个月以内的患者，在对病因进行治疗的同时，给予营养神经、改善微循环、控制感染等治疗。

1. 糖皮质激素

激素治疗主要用于疼痛性眼肌麻痹，病因不明的年轻患者，部分眼外伤患者、疼痛性腰肌麻痹和难治性眼肌麻痹患者、既往有使用糖皮质激素禁忌的麻痹性斜视患者，可局部使用曲安奈德。研究显示灯盏花素可以改善支配眼外肌的神经供血，促进神经细胞生长，当眼部钝挫伤后出现复视和原因不明的复视（排除脑梗死及颅内占位性病变存在的可能），可采用曲安奈德联合灯盏花素治疗以缓解症状，消除复视，恢复眼位，缩短病程[11]。使用激素治疗时应注意预防并发症，如激素性青光眼、骨质疏松、股骨头坏死、消化道溃疡、感染和血糖升高等。

2. A 型肉毒杆菌毒素

对于急性部分性眼外肌麻痹的患者可选择注射 A 型肉毒杆菌毒素，特别是对单纯的内直肌麻痹具有确切的疗效。其方法简单，可在非肌电图仪引导的 Tenon 氏囊下注射 A 型肉毒。主要原理为：A 型肉毒杆菌毒素能够竞争性地抑制周围运动神经末梢的突触前膜对乙酰胆碱的释放，导致肌梭中本体感受器的传入冲动减少，使肌纤维不收缩，则注射肌肉暂时瘫痪，伸展，张力减弱，同时拮抗肌肉的张力不变或增强。A 型肉毒杆菌毒素影响肌肉与其拮抗肌肉张力平衡，使眼球位置发生变化或恢复，维持双眼单视功能，达到纠正眼位的效果[12]。局部副作用有：上睑下垂、瞳孔散大、瞳孔调节减弱、结膜下出血及巩膜穿通等。

3. 复方樟柳碱注射液

研究发现穴位注射复方樟柳碱治疗滑车神经麻痹效果最佳，其次是外展神经，最后是动眼神经[13]。复方樟柳碱注射液中有效成分氢溴酸樟柳碱具有缓解平滑肌痉挛、加速血管活性物质恢复至正常水平，改善血流量、调节眼神经活动、控制炎症的作用，另一有效成分为普鲁卡因，具有止痛、松弛血管平滑肌的作用，共同作用可缓解血管痉挛，促进缺血组织的快速恢复[14]。

4. 甲钴胺

研究表明甲钴胺对糖尿病引起的麻痹性斜视疗效最好。甲钴胺是一种内源性辅酶 B_{12}，对促进卵磷脂和神经元髓鞘形成具有良好作用，并有维持神经髓鞘代谢的作用[15]。

5. 鼠神经生长因子

研究显示鼠神经生长因子对神经源性麻痹性斜视效果显著[16]。鼠神经生长因子可促进神经系统损伤的修复，能减轻神经受到伤害的程度，促进神经纤维再生。

6. 高压氧治疗

高压氧可以增加血液的带氧量，增加参与神经传导物质合成酶对氧的亲和力，从而促进神经功能的恢复；减轻受损的神经和其周围组织水肿；提高吞噬细胞的吞噬功能及纤维蛋白溶解酶的活性，从而减少伤后瘢痕的形成。

❖ 后天性麻痹性斜视手术治疗原则及术式有哪些？

手术治疗的手段多样，手术方案主要依据患者的斜视类型、斜视角度大小等来制定。一般认为手术的适应证为斜视对生活影响较大或对外观影响较为严重者、其他治疗无效者以及身体条件符合且自身有强烈意愿者。

1. 手术主要原则[17]

（1）要保证正前方及前下方两个主要注视野的正位和双眼单视功能，因为这两个注视野是使用最多和最重要的注视野。

（2）麻痹性斜视的手术，可以减弱麻痹肌的拮抗肌和（或）加强麻痹肌，也可以减弱健眼的配偶肌。由于加强麻痹肌远期回退明显，因此垂直性斜视手术设计普遍选择减弱功能亢进的拮抗剂或配偶肌，确定患者是健眼注视还是麻痹眼注视，若患者以健眼作注视眼，多应在麻痹眼上手术，即减弱麻痹肌的拮抗肌和（或）加强麻痹肌。若患者以麻痹眼作注视眼，可以减弱健眼的配偶肌。

2. 手术主要方式

（1）肌腹下眶－球硅管连接术：用于治疗严重的麻痹性斜视。其原理是使用自体材料或其他材料作为固定眼位的材料，对眼位进行矫正。

（2）眼外肌移植：可用于多种原因导致的麻痹性斜视，一般为自体直肌肌束部分移植。采用上、下直肌肌束转位后将上、下直肌部分功能转变为内、外的动力以加强麻痹眼肌功能。

❖ 中医如何对麻痹性斜视进行辨证论治？

1. 风邪中络证

表现：发病突然，目珠偏斜，转动失灵，倾头瞻视，视物昏花，视一为二；兼见头晕目眩，步态不稳；舌淡，脉浮数。

治法：祛风通络，扶正祛邪。

主方：小续命汤加减。

组成：麻黄 9g、防己 9g、人参 9g、桂枝 9g、黄芩 9g、白芍 9g、甘草 9g、川芎 9g、杏仁 9g、防风 12g、附子 9g、生姜 6g。

方解：小续命汤方中麻黄、桂枝、杏仁、防风、生姜辛温发散，启闭塞，开

腠理，导风外泄；附子、川芎温阳散寒，擅走窜，通经络，舒展十二经脉；白芍酸收和营，既可防辛散开泄过盛，又可与桂枝调和营卫，营卫调，腠理密，以御外邪；黄芩味苦性寒，可监制桂、麻、芎、附之温燥；人参大补元气，扶正祛邪；甘草调和诸药。

2. 风痰阻络证

表现：发病突然，目珠偏斜，转动失灵，倾头瞻视，视物昏花，视一为二；兼见胸闷呕恶，食欲不振，泛吐痰涎；舌苔白腻，脉弦滑。

治法：祛风除湿，化痰通络。

主方：正容汤加减。

组成：羌活 10g、白附子 5g、防风 10g、秦艽 10g、胆南星 5g、白僵蚕 10g、法半夏 10g、木瓜 10g、甘草 5g、黄松节 10g、生姜 3 片，黄酒适量。

方解：本方以羌活、防风祛风化痰；秦艽、木瓜舒筋活络；僵蚕、白附子、胆南星、法半夏祛风化痰、燥湿解痉；黄松节、生姜燥湿化痰和胃；黄酒以助药力。诸药合用，使风痰除，血脉通而诸症自除。

3. 脉络瘀阻证

表现：多系头部外伤、眼部直接受伤或中风后出现目珠偏位，视一为二；舌质淡或有瘀斑，脉涩。

治法：活血行气，化痰通络。

主方：桃红四物汤合牵正散加减。

组成：当归 10g、川芎 6g、白芍 10g、熟地黄 10g、桃仁 10g、红花 5g、白附子 5g、白僵蚕 5g、全蝎 5g。

方解：桃红四物汤方中熟地黄甘温味厚质润，入肝、肾经，长于滋养阴血，补肾填精，为补血要药，故为君药；当归甘辛温，归肝、心。脾经，为补血良药，兼具活血作用，且为养血调经要药，用为臣药；佐以白芍养血益阴；川芎活血行气，加入桃仁、红花以活血祛瘀通经；全方共奏养血活血化瘀之功。牵正散方中白附子辛温燥烈，入足阳明而走头面，以祛风化痰，尤善头面之风为君；全蝎、僵蚕均能祛风止痉，其中全蝎长于通络，僵蚕且能化痰，合用既助君药祛风化痰之力，又能通络止痉，共为臣药。药虽三味，合而用之，力专而效著，风邪得散，痰浊得化，经络通畅。二者合用则可活血行气、化痰通络。

❖ 针刺治疗麻痹性斜视如何选穴？

1. 针灸选穴

主穴：风池、完骨、天柱、太阳、百会、肝俞、肾俞、足三里、阳陵泉；配

穴以局部选穴及麻痹肌相对应的穴位，如内直肌麻痹选睛明，外直肌麻痹选瞳子髎，下直肌麻痹选承泣，上直肌麻痹选鱼腰（表10-2）。轮流选穴，平补平泻，每日针1~2次，留针30分钟。

表10-2 麻痹性斜视针灸治疗常用穴位

穴名	位置	归经及主治
风池（GB20）	在颈后区，枕骨之下，胸锁乳突肌上端与斜方肌上端之间的凹陷中	足少阳胆经；常用于中风，痛，癫，狂；眩晕，耳鸣，耳聋；目赤肿痛，视物不清；鼻衄，发热，头痛，鼻塞，颈项强痛
完骨（GB12）	在头部，耳后乳突的后下方凹陷	足少阳胆经；常用于头痛，颈项强痛；咽喉肿痛，颊肿，齿痛，癫狂；中风、口眼歪斜
天柱（BL10）	在颈后区，横平第2颈椎棘突上际，斜方肌外缘凹陷中	足太阳膀胱经；常用于头痛，颈项强痛，眩晕，目痛，肩背痛；癫，狂，痛；发热
太阳（EX-HN5）	在头部，当眉梢与目外眦之间，向后约1横指的凹陷中	经外奇穴；常用于头痛；目赤肿痛，目涩；口眼歪斜
百会（GV20）	在头部，前发际正中直上5寸	督脉；常用于头痛，目痛，眩晕，耳鸣，鼻塞；中风，神昏；癫，狂，痛，小儿惊风，痴呆；脱肛，子宫脱垂
肝俞（BL18）	在脊柱区，第9胸椎棘突下，后正中线旁开1.5寸	足太阳膀胱经；肝之背俞穴。常用于胁痛，黄疸；目赤，视物不清，夜盲，流泪，癫，狂，痛；吐血
肾俞（BL23）	在脊柱区，第2腰椎棘突下，后正中线旁开1.5寸	足太阳膀胱经；肾之背俞穴。常用于耳鸣，耳聋；腰痛，足寒，遗尿，尿频，遗精，阳痿，早泄；月经不调，带下，不孕。多食善饥、身体消瘦
足三里（ST36）	在小腿外侧，犊鼻下3寸，胫骨前嵴外1横指，犊鼻与解溪连线上	足阳明胃经；合穴；胃下合穴。常用于胃脘痛，呕吐，呃逆，腹胀，腹痛，肠鸣，泄泻，便秘；发热，癫狂；乳痈；脚膝肿痛；虚劳诸症
阳陵泉（GB34）	在小腿外侧，腓骨头前下方凹陷中	足少阳胆经；合穴；胆之下合穴；八会穴之筋会。常用于胁痛，口苦，呕吐，吞酸；膝肿痛，下肢痿痹、麻木

穴名	位置	归经及主治
睛明（BL1）	在面部，目内眦内上方内侧壁凹陷中	足太阳膀胱经；常用于目赤肿痛，流泪，目翳，视物不清，夜盲
承泣（ST1）	在面部，眼球与眶下缘之间，目正视，瞳孔直下	足阳明胃经；常用于目赤肿痛，流泪，夜盲，近视；眼睑眴动，口眼歪斜
鱼腰（EX－HN4）	在头部，瞳孔直上，眉毛中	经外奇穴；常用于目赤肿痛，目翳；眼睑眴动或下垂，口眼歪斜

2. 眼肌直接针刺法

结膜囊表面麻醉后，使用针灸针直接刺相应麻痹肌之眼球附着点后 1～3mm 处，每条肌肉可轻轻推刺数十下，刺后点抗生素眼药，每日或隔日 1 次。

❖ 麻痹性斜视的其他中医外治法有哪些？

1. 穴位贴敷

用复方牵正膏敷贴患侧太阳、下关、颊车穴，先太阳后下关再颊车，每次 1 穴，每穴治疗间隔 7～10 天，适用于风痰阻络证。

2. 推拿治疗

患者取仰卧位，医者坐于患者头侧，双手拇指分别按揉百会、睛明、攒竹、鱼腰、太阳、瞳子髎、丝竹空、风池等穴；再用双手拇指指腹分抹眼周。上述手法反复交替使用，每次治疗约 20 分钟。然后患者取坐位，医者在患者背部点揉肝俞、胆俞及对侧合谷、下肢光明穴 5～10 分钟。全套手法治疗时间 30 分钟，每日 1 次，10 日为 1 个疗程。

3. 眼周刮痧治疗

患者平躺，闭上眼睛，医者坐于患者头顶前方，选定区域涂抹面部刮痧乳，用刮痧板自眉心沿眉弓走形刮至发际，自内眦沿颧骨走形刮至发际，自额头正中心刮至发际，手法平补平泻，点刺激印堂、睛明、攒竹、鱼腰、四白、阳白、太阳、头维穴。用力柔和，以酸胀为度。每次 5～10 分钟。

4. 耳穴治疗

耳穴取眼、肝、肾、皮质下，外斜视者加目外眦、目2；内斜视者加目内眦、目1。选准穴位后，局部常规消毒，将王不留行籽用胶布贴于患者耳廓穴位上，每日自行按压 3～4 次，每次以局部有痛、胀、热感为度，2～3 天换帖 1 次。

5. 离子导入治疗

活血化瘀药物（丹参、红花注射液等）离子导入治疗。

❖ 中西医结合治疗麻痹性斜视的优势如何体现？

（1）后天性麻痹性斜视作为眼科常见病，近年来受到越来越多研究者的关注，因其发病原因复杂，目前临床上缺少安全性高、疗效确切的治疗措施。

（2）西医的治疗方法可以使神经及眼外肌的功能得到一定程度的恢复，但疗效有限，极易出现全身的用药副作用，降低生活质量，手术治疗的效果也难以预测；中医治疗的手段较多，对于无论是神经源性、肌源性还是机械性麻痹性斜视均可以起到一定的治疗效果，尤其是以针灸为主的中医外治法治疗，能够迅速改善患者眩晕、眼部不适等症状，加快麻痹肌肉的恢复。故越来越多的学者看好中西医结合治疗，在患病早期就开始采用中医治疗进行干预。

（3）后天麻痹性斜视患者治疗中，临床上中西医结合往往是以西医解除致病因素后或同时开展。中医作为首选治疗方法时，需要排除肿瘤占位性病变、外伤机械性肌肉崁顿、手术或外伤后眼外肌离断、眼外肌明显萎缩、恶性甲状腺相关眼病肿胀的眼外肌诱发视功能急剧损害等特殊情况，尤其不建议在未明确具体病因下盲目应用。

预防篇

❖ 后天性麻痹性斜视若不治疗可以自愈吗？何时进行手术治疗？

目前尚未有研究显示本病具有自愈性。后天性麻痹性斜视的病因诊断较为困难，详细的病因检查和病史调查显得十分重要。应完善好血常规、肝肾功能、血糖、血脂的检验，怀疑甲状腺相关眼病者需检查甲状腺功能及相关抗体、眼眶MRI，怀疑重症肌无力者应行新斯的明实验、胸部 CT 等，有明确外伤史者行眼眶 CT。如病因已明确，经过病因治疗或病情已停止进展，保守治疗 6 个月以上无效时，可考虑手术治疗。

❖ 后天性麻痹性斜视的预防与调护方法有哪些？

1. 饮食

老年患者应避免高脂、高糖、高盐饮食，以及戒烟限酒；脾胃虚弱者加强饮

食调理。可以选择含有维生素 A 丰富的食物、绿色蔬菜、胡萝卜素丰富的食物（如南瓜、卷心菜、胡萝卜）。遵医嘱，定期复查，按时服药。服药期间不宜辛辣、腥腻饮食。

2. 运动

加强体育锻炼，适量运动，运动可以增强体力，增强抗病能力。

3. 心理

注重眼部护理，注意不要乱揉眼睛，注意眼部卫生，注意避免过度劳累、紧张、恼怒等较大的精神刺激，保持乐观情绪。

◀ **结语**

（1）后天性麻痹性斜视的病因复杂，可能与炎症、血管性病变、肿瘤、外伤等相关。从中枢至眼外肌，其通路上的任何损伤均会引起眼球运动的异常。临床上需要详细询问病史，进行全面的眼部及全身检查，充分利用现有的检查手段，进行完备的实验室检验和影像检查，并且必要时应进行多学科合作诊疗，以期获得满意的疗效。

（2）对于后天性麻痹性斜视的治疗，中医针药并用效果较好，尤其是针灸治疗本病具有一定优势。通过激发经络的调节功能，使气机通畅，气血调和，从而改善症状，但在针刺过程中也应注意患者全身状况以及针刺并发症的处理。

（3）西医治疗本病的手术方式多样，但手术效果不同于常见的斜视，难以预测，因此应仔细考虑手术方案，尽量避免手术失败或手术效果不佳。

（4）中西医结合治疗后天获得性麻痹性斜视是近几年的研究热点，并取得了一定成效，但仍需要多中心、大样本的临床随机对照研究。

参考文献

［1］李凤鸣. 眼科全书（下册）［M］. 北京：人民卫生出版社，1996.

［2］Martinez - Thompson J M, Diehl N N, Holmes J M, et al. Incidence, types, and lifetime risk of adult - onset strabismus［J］. Ophthalmology, 2014, 121（4）：877 - 882.

［3］Phuljhele S, Dhiman R, Sharma M, et al. Acquired Ocular Motor Palsy：Current Demographic and Etiological Profile［J］. Asia Pac J Ophthalmol（Phila）, 2020, 9

（1）：25 – 28.

［4］实用神经眼科学［M］．北京：中国协和医科大学出版社，2016.

［5］张阳，李俊红．动眼神经麻痹的定位诊断及治疗进展［J］．中华眼科医学杂志（电子版），2017，7（03）：140 – 144.

［6］李然，李文文，胡晓明，等．血管病相关性眼肌麻痹的病因与预后分析［J］．中国卒中杂志，2018，13：12 – 16.

［7］田国红．滑车神经麻痹诊断要点［J］．中国眼耳鼻喉科杂志，2015（04）：301 – 302.

［8］梁甜，李俊红．外展神经麻痹的定位诊断及治疗进展［J］．中华眼科医学杂志（电子版），2018，8：187 – 192.

［9］田国红，万海林，沙炎．动眼神经麻痹的诊断及处理原则［J］．中国眼耳鼻喉科杂志，2016（06）：450 – 453.

［10］梁凤鸣．针刺治疗麻痹性斜视的临床体会［J］．中国中医眼科杂志，2019（03）：171 – 174.

［11］王丽，李志勇．后天麻痹性斜视的中西医诊疗进展［J］．中国中医眼科杂志，2015，25（01）：74 – 76.

［12］汤垟，孙子雯，王燨炯，等．后天麻痹性斜视的临床治疗进展［J］．昆明医科大学学报，2019（12）：1 – 6.

［13］刘斌，栾瑛，高雁，等．复方樟柳碱穴位注射治疗后天性麻痹性斜视［J］．吉林医学，2009，30（15）：1601 – 1602.

［14］张越，崔丽红，田晓丹，等．复方樟柳碱治疗对后天性麻痹性斜视患者血清MDA SOD 水平的影响［J］．河北医学，2019，25（12）：1957 – 1960.

［15］Emma D, Natalie B, Kasra T, et al. Use of the combined recession and resection of a rectus muscle procedure in the management of incomitant strabismus. ［J］. Journal of AAPOS : the official publication of the American Association for Pediatric Ophthalmology and Strabismus, 2007, 11（2）.

［16］焦毅，梁凤鸣．鼠神经生长因子治疗后天麻痹性斜视疗效观察［J］．中国现代医学杂志，2017，27（13）：67 – 69.

［17］冯正勇，魏浩，郭长梅，等．成人麻痹性斜视病因分析及手术治疗［J］．国际眼科杂志，2015（03）：418 – 420.

（王影　孙婉钰）

第11章 老视

概述

随着年龄增长，晶状体弹性逐渐减弱、硬度逐渐增加，同时睫状肌收缩功能逐渐降低，从而导致眼的调节功能逐渐下降，出现阅读等近距离工作困难，这种由于年龄增长所致的生理性调节力减弱称为老视[1]。老视是一种生理现象，一般40～50岁开始，每个人均会发生老视，远视患者症状更早且更明显。老视属于中医学"能远怯近"范畴。《医宗金鉴》中的《能远怯近歌》提到"近视昏朦远视明，阳光有余损阴精"。本病中医病机：年老之人，阴常不足，阳常有余，阴精不足，则呈衰老现象。本现象在《备急千金要方》中即有记载，谓"凡人年四十五以后，渐觉眼暗"。

流行病学：老视的患病率和严重程度随着年龄的增长而增加，40岁以上人群老视占比高达85%，预计2030年老视患病率将达到峰值，患病人数高达21亿[2]。

主要临床表现：①视近困难。近距离阅读或看手机时出现小字看不清楚，不自觉把书、手机拿到更远的地方才能看清，所需的阅读距离随着年龄的增加而增加。②阅读需要更强的照明度。因为照明不足使视分辨阈升高、瞳孔扩大，瞳孔扩大在视网膜上形成更大的弥散圈，使老视眼看近更不清楚。③视近不能持久，容易视疲劳。因为调节力减退，要在接近双眼调节极限的状态下近距离工作，所以不能持久。同时由于调节和集合的联动效应，过度调节会引起过度的集合，视物重影，影响阅读。某些患者还可能出现眼胀、流泪、头痛等视疲劳症状。

影响因素：老视的发生和发展与年龄直接相关，老视发生的早晚和严重程度还与其他因素有关，比如眼睛原本的屈光不正情况、阅读习惯、身高、服用药物以及地理位置等。一般远视眼会更早出现老视的症状，而近视眼尤其是一二百度近视，老视症状出现相对比较晚。

治疗现状：中西医结合治疗是最有效的方法。中医主要采用中医综合疗法包括中药、药膳、中医适宜技术。西医方法有配戴老视矫正眼镜及手术。老视手术主流手术有多焦点准分子激光原位角膜磨镶术、晶状体摘除联合功能性人工晶体

植入术，其次还包括巩膜扩张术、激光老视逆转术、巩膜扩张带植入术、准分子激光原位角膜磨镶术、飞秒激光角膜基质内环形切开术、角膜层间植入术、热传导角膜成形术、激光角膜热成形术等。

基础篇

❖ 何谓老视？与哪些因素有关？

随着年龄增长，晶状体逐渐硬化，弹性减弱，睫状体的功能逐渐减低，从而引起眼的调节功能逐渐下降。常于 40～50 岁开始，出现阅读等近距离工作困难，这种由于年龄增长所致的生理性调节减弱而导致视近困难称为"老视"。

老视是由人眼调节能力下降造成的，年龄是影响人眼调节能力的最主要因素。人眼的调节是通过眼内晶状体的变凸实现的。由于晶状体赤道区上皮细胞不断产生新纤维，向晶状体两侧添加新的皮质，同时把老纤维挤向核区，晶状体在人一生中不断增大，随着年龄的增长，硬度逐渐增加，弹性逐渐下降，在睫状肌的舒缩下其变形能力下降，调节力下降。

老视与屈光不正状况相关。远视眼人群比近视眼人群出现老视的时间早且症状更明显。年轻时没有近视的人往往有轻度远视，这类人出现老视的年龄偏早，在 40 岁左右甚至更早。而有近视的人尤其是近视眼镜度数未配足的人老视症状不明显。但同是近视，戴隐形眼镜的人老视症状更明显。

老视与用眼需求和工作距离有关。从事精细目力工作的人近距离用眼需求大，注视的距离比较近，比从事远距离目力工作的人更容易出现老视症状。比如长期做账的财会人员，长期批改作业、写备课笔记的教师及其他一些文字工作者都是老视的早发人群。

老视受身高影响，手臂长的高个子相比手臂较短的矮个子较晚出现老视。因为个子矮、手臂短的人阅读或用眼距离更近，会更早出现老视症状。

药物对老视也有一定的影响。长期使用胰岛素，服用抗焦虑药、抗抑郁药、抗精神病药、抗组胺药、抗痉挛药和利尿药的患者，由于药物对睫状肌的作用造成晶状体调节能力减退，会较早出现老视症状。

老视与地理位置相关，生活在赤道附近的人较早出现老视症状，这与赤道附近过强紫外线导致晶状体变性相关。

❖ 老视的发病机制是什么？

老视的发生与人眼调节能力下降有密切关系。关于调节机制有 Helmholtz 和

Schachar 两个假说。

1. Helmholtz 假说

当视远时，睫状肌松弛，悬韧带紧张，晶状体较扁，而当视近时，睫状肌收缩，悬韧带松弛，晶状体借弹性变凸，导致屈光力增大。大部分学者接受这种假说，认为随年龄增长晶状体弹性下降，当悬韧带松弛时，晶状体不能很好地借弹性变凸，所以调节力下降而引起视近困难。

2. Schachar 假说

认为晶状体悬韧带分前部、赤道部和后部 3 部分。人眼在调节时，睫状肌收缩，前后部悬韧带松弛，赤道部悬韧带紧张，赤道部张力增加，移近巩膜，所以晶体周边变扁，而中央变凸，屈光力增加。随年龄增长，晶状体赤道部直径增加，睫状体与赤道部间的距离逐渐减小，有效收缩距离减小，从而调节幅度下降，出现老视。

晶状体硬度增加也是老视的一个发病机制。晶状体在年轻人中，皮质比细胞核硬，老年人细胞核比皮质更硬，细胞核和皮层的硬度在 35～40 年之间是相等的；这可能是 40 岁左右出现老视症状的原因之一。

❖ 中医如何认识老视？

老视属于中医学"能远怯近"范畴。

本病中医病因病机：《医宗金鉴》中的《能远怯近歌》提到"近视昏朦远视明，阳光有余损阴精"。张景岳在《景岳全书》中曰："目不能近视者，阴气不足也。"王文之在《眼科百问》中提到"肾虚不能近视者，年老人多有之"。老年人"天癸"逐渐衰竭，肝肾精气亏耗，不能上荣眼目。总之，年老之人，阴常不足，阳常有余，阴精不足，则视近模糊。中医学认为，当人体逐渐衰老，精气、肝肾均会亏损，气血逐渐衰退，眼部无法得到滋养便会出现老视症状。眼睛之所以能够看清万物、辨别颜色，是由于眼部运行是建立在五脏运行基础之上的。老视可与患者精血不足、肾水亏虚相关。

诊断篇

❖ 老视的诊断要点有哪些？

1. 病史

发生于 40～45 岁以上中老年人，与年龄、工作性质、屈光状态等有关。

2. 症状

视远正常，视近不能持久或不清。阅读需要更强的照明。某些患者甚至出现眼胀、头痛等视疲劳症状。

3. 体征

（1）远视力好于近视力：远视力及近视力检查。

（2）戴镜后视近明显改善：综合验光仪进行视远显然验光，依视远验光结果进行调整老视应用所用透镜。

（3）调节力减退。调节功能包括调节反应、相对调节、调节灵敏度、调节幅度。

①调节反应：是人眼对某一刺激所产生的实际调节量。当调节反应大于调节刺激时为调节超前，调节反应低于调节刺激时为调节滞后。常用测量方法有 FCC 法（fusion cross cylinder）、动态检影法、红外线自动验光仪。正常参考值范围：$+0.25DS \sim +0.75D$。

②相对调节：是反映人双眼在集合保持固定的情况下能放松或增加调节的能力。分为正相对调节（positive relative accommodation，PRA）及负相对调节（negative relative accommodation NRA）。PRA 是在集合保持固定的情况眼睛能做出的最大调节量。NRA 是在集合保持固定的情况眼睛能放松的调节。正常参考范围 NRA/PRA：$+200DS/-2.50DS$。

③调节灵敏度（accommodative facility，AF）：又称调节灵活度，是调节刺激在不同水平变化时所作出的调节反应速度。方法：在两个不同调节刺激水平交替变换时，测量每一分钟能看清目标的循环数。参考值双眼 11cpm，单眼 8cpm，两眼相差小于 2cpm。可用蝴蝶镜、反转拍、翻转拍测量，先双眼后单眼。

④调节幅度（amplitude of accommodation，AMP）：调节近点与调节远点之间的距离，用屈光度表示。调节远点为光学无穷远处，调节近点为产生最大调节反应的调节刺激位置。测量方法有改良移近（移远）法、负镜片法。AMP 常随年龄和距离而改变，一般 35 岁 AMP 应为 6.25D，40 岁 AMP 应为 5.00D. 可根据 Hofstetter 公式进行计算：最小 AMP = 15 − 0.25 × 年龄，平均 AMP = 18.5 − 0.3 × 年龄，最大 AMP = 25 − 0.4 × 年龄。33cm 调节需求 3.00D，40cm 调节需求 2.50D。近距离舒适用眼条件为 1/2AMP 大于调节需求。

治疗篇

❖ 老视的主要治疗措施是什么?

1. 框架眼镜矫正

老视的框架眼镜包括单光眼镜、双光眼镜、三光眼镜和渐进多焦点眼镜。

2. 角膜屈光手术

适用于透明晶体近视合并老视、单纯老视、远视合并老视、单纯或复合散光伴老视患者,其中远视合并老视患者疗效最佳。常采用微单眼视手术设计。

3. 屈光性白内障手术

白内障超声乳化或飞秒激光辅助超声乳化白内障吸除联合功能性人工晶体植入术,适用于白内障合并老视患者,摘除混浊的晶状体,同时植入功能性人工晶体,不仅可解决白内障问题,还可解决近视及老视问题,使患者不仅看得见而且看得好。

4. 透明晶体超声乳化或飞秒激光辅助超声乳化晶体吸除联合功能性人工晶体植入术

适用于 40 岁以上中高度近视或中高度远视合并老视的透明晶体且要求摘镜患者。

5. 中医治疗

(1)辨证论治:以补益肝肾为主要治法,口服中药汤剂、中成药或针灸、按摩治疗。

(2)围手术期中医治疗:术前采用腕踝针、耳豆压丸、揿针等中医适宜技术,缓解患者紧张情绪及术中疼痛感,提高手术安全性。术前、术后采用除风易损汤加减抑制术后炎症反应,促进视觉质量恢复。

❖ 老视配镜治疗的现况如何?

1. 框架眼镜

配戴框架眼镜以补偿调节力的不足,主要有单光镜、双光镜和渐进多焦点镜三种基本类型[3]。

(1)单光镜:即单焦点凸透镜,最为普及的框架透镜。优点是价格便宜、对验配要求低,缺点为只可用于视近、使用上欠方便。一般规律正视眼 45 岁左

右约需 +1.50D 花镜，50 岁左右约需 +2.00D，60 岁以上约需 +3.00D。

（2）双光镜：具有两个焦点的透镜，上半看远下半看近，中间存在"分界线"。尽管解决了远、近视力的问题，但存像跳和像位移的光学缺陷，且影响美观、易暴露年龄，临床已基本淘汰。

（3）渐变多焦点镜：镜片光学区分远光区、过渡区、近光区三部分，在所有距离均可提供清晰视觉，逐渐弥补了单光镜和双光镜的缺陷，临床上已被越来越多的患者所接受。但渐变多焦点镜使用时需改变用眼习惯，需从视远区、过渡区、视近区中央视物，用头位运动来替代眼球水平运动，且镜片与角膜顶点存在一定距离，特别是高度数镜片放大率大，配戴者容易有不适感和眩晕感，需要适应过程。

2. 角膜接触镜

角膜接触镜主要分同时视型和单眼视型。接触镜的选择和全面的预配评估在多焦点镜片配戴中非常重要，因为患者满意度在很大程度上依赖于镜片中心、瞳孔大小、视觉光学和神经适应性[4-5]。但角膜接触镜由于费用较高、验配维护较复杂，需要患者频繁摘戴，有损伤角膜、增加感染风险的可能。

（1）同时视型主要有双焦镜、多焦镜，这类接触镜较适合视远屈光度正常的配戴者。

（2）单眼视型又称为一远一近视力型，一般将主视眼作为视远眼，非主视眼作为视近眼。

❖ 老视的药物治疗有哪些？

1. 促进睫状体收缩的副交感神经激动剂[6]

眼的调节功能主要是通过改变晶状体的凹凸度完成。视远时，睫状肌处于松弛状态，晶状体悬韧带保持一定的张力，在悬韧带的牵引下，晶状体形状相对扁平；视近时，环形睫状肌收缩，晶状体悬韧带松弛，晶状体由于弹性而变凸。因此，睫状肌的收缩能力与眼的调节功能密切相关，而睫状肌主要受副交感神经支配。副交感神经激动剂可促进睫状肌收缩，增加调节作用，改善近视力。但该药物有一定的局限性。首先，其疗效局限：此类药物主要增强睫状肌的功能，对调节能力的增强是间接的，晶状体的弹性并未改善；其次，副交感神经激动剂可刺激前部葡萄膜释放前列腺素，可能引起眼部炎性反应、睫状肌和虹膜色素丢失、瞳孔后粘连或瞳孔固定，甚至导致闭角型青光眼发作；睫状肌痉挛性收缩，可引起近视漂移、头痛等不适。目前临床少有使用。

匹罗卡品微量滴眼液用于暂时性改善成人老视患者近视力，已完成 3 期临床

试验。Aceclidine 眼药水，是一种小分子乙酰胆碱受体激动剂，可引起瞳孔收缩，产生针孔效应，从而改善近视力，正在临床试验阶段。

2. 降低晶状体硬度的抗氧化剂——硫辛酸

随年龄增长，晶状体的二级纤维持续增多，晶状体内蛋白质巯基与谷胱甘肽巯基及半胱氨酸之间二硫键增多，导致晶状体硬度增加，弹性降低。

R硫辛酸是一种外源性的抗氧化剂，可被晶状体内的谷胱甘肽还原酶及硫氧蛋白还原酶还原成二氢硫辛酸，用来清除活性氧及含氮物质，使细胞内抗氧化物质如谷胱甘肽及半胱氨酸再生，并降低二硫键水平，降低晶状体硬度，使晶状体恢复弹性。

Liquid Vision，主要成分为乙酰克里定和托吡卡胺，其中乙酰克里定能够增强调节，而托吡卡胺则能够减弱调节，两者共同作用可使瞳孔产生可逆性缩小，从而产生"针孔"效应，同时提高远、近视力。其与匹罗卡品及溴莫尼定的不同之处在于：Liquid Vision 仅作用于瞳孔括约肌，而对睫状肌无影响。不仅可以提高老视患者的近视力，同时能够改善患者由于不规则散光、角膜瘢痕、多焦点人工晶状体植入等出现的各种视觉不适，如眩光、光晕或其他视觉光学畸变问题。可以双眼使用，且不受患者年龄增长、屈光度数改变等影响，仅少数患者用药后出现轻微的眼部刺痛，但持续时间不长，此药还未应用于临床。

❖ 老视的角膜手术有哪些?

1. PresbyMAX 老视矫正术

即多焦点准分子激光原位角膜磨镶术，通过多焦点准分子激光切削改变角膜形状，利用负球差形成能够同时视近和视远的多焦点角膜平面，改善老视患者的远、近视力。为阿玛仕准分子激光机特有手术方式，双眼采用非球面、多焦点切削模式，中央区域看近、周边区域看远。

（1）适应证：散瞳验光等效球镜 +5.0D 至 -5.0D；散光 ≤ -3.0D；视近附加度数 +1.25D 至 +2.5D；最佳视远矫正视力 ≥0.8；近附加 +1.50D 时视近时最佳矫正视力 ≥J4；明视瞳孔直径 2.5～3mm。

（2）手术设计：切削中心设为角膜顶点；光区设置：近视伴有老视（散光低于 -2.0D）建议光区直径 6.0mm；远视伴老视建议光区直径 6.5mm；正视伴老视建议光区直径 6.8mm；单纯或复合散光（散光高于 -2.0D）伴老视建议光区直径 6.8mm。

（3）切削模式：根据主视眼和非主视眼的中央及周边区域矫正目标值不同其模式不同：①A 对称模式：中央视近区域预留屈光度 -1.75D，周边视远区域

预留屈光度 - 0.5D，双眼对称。②B 微单眼视：主视眼的中央区域视近预留屈光度 - 1.38D，周边区域视远预留屈光度 + 0.13D，非主视眼中央区域视近预留屈光度 - 2.13D，周边区域视远预留屈光度 - 0.88D，主视眼以看远为主，非主视眼以看近为主。③C PresbyMAX - Hybrid 模式：主视眼的中央区域视近预留屈光度 - 0.75D，周边区域视远预留屈光度 + 0.13D，非主视眼中央区域视近预留屈光度 - 2.13D，周边区域视远预留屈光度 - 0.88D，主视眼以看远为主，非主视眼以看近为主，较微单眼视视远更清晰，双眼协同远近皆宜，为主流手术。

2. 融合视觉老视矫正术

准分子激光机特有手术方式，运用单眼视和波前像差引导相结合，即主视眼矫治至正视，用于看远；非主视眼矫治至轻度近视 (- 1.5D)，用于看近。使用波前优化的切削模式增加每只眼睛的景深，从而为整个角膜光学区创建连续的屈光力梯度，其结果是为每位患者创建一个近距离和远距离视力图像的个性化融合，也就是"融合区"。治疗适应证范围从 - 8.0D 到 + 2.0 D，包括正视眼和老视加散光的患者 (+ 2.0 柱镜以内)。

3. 热传导角膜成形术

用射频电流使角膜周边部胶原组织产生瘢痕性收缩，形成中央高、周边低的角膜形态，增强中央角膜屈光力，达到治疗老视的效果。术中根据患者屈光度的不同，可选择增减治疗点。热传导角膜成形术作为治疗老视的手术方式，最先被美国 FDA 通过，电磁波通过围绕视轴区，呈环形分布 (6、7、8mm) 的细针插入周边角膜基质内，能量通常设置为 0.6W，时间为 0.6s，每环 8 ~ 32 点。安全性较角膜制瓣或切削更加安全，但因其疗效有限且不能精确计算、术后回退较明显，临床应用较少。

4. 激光角膜热成形术

所用激光主要包括二氧化碳激光、钬钇铝石榴石激光、半导体激光、铒玻璃像束激光、一氧化氮氟化镁激光。激光角膜热成形术是利用激光的光热效应使周边部的角膜胶原纤维皱缩，周边部角膜变平，中央部角膜代偿性变凸，达到矫正老视的目的，较热传导角膜成形术更安全，但激光角膜热成形术产生的热印迹不均匀，没有热传导角膜成形术一致，术后屈光回退明显，且仅限用于矫正轻度远视，所以激光角膜热成形术应用相对较少。

5. 飞秒激光角膜基质内环形切开术

采用飞秒激光在非主视眼视轴区 2 ~ 4mm 范围内基质层制作 5 个同心圆，使中央区在眼压作用下轻度变凸 1 ~ 2D，在眼压的作用下中央角膜向前轻微膨出，使得前表面更陡，从而改善近视力。没有手术切口、对眼内结构影响较小，愈合

快，角膜抵抗力强临床效果明显。近期国内外均有采用飞秒激光 INTRACOR 技术矫正老视的研究报道，研究显示该方法是一种安全、有效、可预测性好的新兴老视矫正手段。

6. 角膜层间植入术

角膜植入物通常放在角膜瓣下或飞秒激光制成的小囊袋内，增加景深，提高近、中视力及图像的分辨率，远视力保持不变。此手术操作可逆，并且植入物的度数可调整，并发症包括远视漂移、眩光、角膜变薄、溶解等。飞秒激光的引入，生物材料技术的提高，避免了角膜坏死、上皮和基质层乳化、新生血管形成、植入物偏移以及角膜营养相关的并发症，该方法值得关注[7]。

❖ 老视的晶状体手术有哪些?

1. 屈光性白内障手术

白内障超声乳化或飞秒激光辅助超声乳化白内障吸除联合功能性人工晶体植入术，适用于白内障合并老视患者，摘除混浊的晶状体，同时植入功能性人工晶体。功能性人工晶体的植入不仅解决白内障问题，还可以使患者脱镜的同时既能看远又能看近，使患者不仅看得见而且看得好。功能性人工晶体分为散光矫正及非散光矫正两大类，散光矫正的功能性人工晶体又分为双焦点散光晶体及三焦点散光晶体；非散光功能性人工晶体按成像原理分为折射型人工晶体、衍射型人工晶体、折衍结合人工晶体、连续视程人工晶体。每种晶体的特性不同，其中代表性人工晶体有 Lisatri839、PanOptic、Symfon。这三种晶体均可使患者获得到远中近全程视力。

2. 透明晶体超声乳化或飞秒激光辅助超声乳化晶体吸除联合功能性人工晶体植入术

适用于 40 岁以上中高度近视或中高度远视合并老视的透明晶体且要求摘镜患者。术后达到看远看近而摘镜之目的。

3. 白内障超声乳化或飞秒激光辅助超声乳化白内障吸除联合可调节型 IOL 植入术

可调节型 IOL 利用人眼原有的调节功能，使植入的 IOL 产生前后轴向移动，产生一定的调节力，即依赖于睫状肌的收缩引起的伪调节。获得的调节量将取决于不同的因素，例如囊内光学器件的位置、后房的深度和人工晶状体的光焦度。变形可调节型 IOL 通过改变 IOL 自身的形状来实现屈光度的变化，近年来变形 AIOL 的研究采用了多种原理，例如通过特定波长光线照射，使屈光力发生变化

的光可调节 IOL；在体温下可迅速恢复形状而充满囊袋，形成与自然晶状体相同形态和调节原理的温度记忆式 AIOL；利用一对磁铁的微磁场斥力作为驱动力进行原位调节，并可以反复修正 IOL 屈光状态的磁性 AIOL；使用流体材料注入中空的 IO 光学部和襻，通过睫状肌作用来促进 IOL 内流体位移的注入式 AIOL，以及电子 IOL 等[8]。可调人工晶体的视觉质量较满意，不会出现闪光幻视现象或对比敏感度丧失。然而，精确测量它们的实际调节能力是非常复杂的，因为伪调节机制，例如瞳孔缩小或球面像差的变化，也有助于改善这些透镜固有的焦深。一些超声研究表明，光学器件的实际前向位移不足以向眼睛提供显著的调节幅度，因此它们的作用机制通常也被认为是伪调节的[9]。

❖ 老视的巩膜手术有哪些?

1. 巩膜扩张术

巩膜扩张术是基于 Schachar 调节理论，应用巩膜扩张带重建晶状体赤道部与睫状肌之间的生理空间，使前部睫状肌纤维扩张而增加调节。巩膜扩张术治疗老视，有研究者认为仅改变了术眼的焦点深度，调节力并未得到改善。但也有研究者认为巩膜扩张带安放位置恰当，老视眼的调节幅度就能最大限度地恢复。

2. 睫状体前巩膜切开术

睫状体前巩膜切开术是在睫状体前巩膜作放射状切口，扩张巩膜，使晶状体与睫状肌之间的距离加大，增加调节能力[10]。且巩膜扩张后，原来皱缩状态的悬韧带和晶状体前囊得到一定程度的伸展，晶状体囊对晶状体皮质有重塑作用，使晶状体中央部厚度增加。该方法明显减弱了眼球的完整性，术后若遭受眼外伤，眼球破裂的危险就增加。

3. 激光老视逆转术

巩膜睫状体激光前切除术是巩膜激光微切除手术，用 Er：YAG 红外激光在巩膜上形成微孔（直径 600μm），厚度为巩膜厚度的 85% ~ 90%（500 ~ 700μm），增加巩膜组织在睫状肌收缩期间的可塑性和依从性。手术的主要危险因素是巩膜意外微穿孔，眼压降低及非持续性轻度结膜下出血。

4. 巩膜扩张带植入术

Visability Implant System 用钻石刀或一次性巩膜切开器在 4 个象限巩膜壁上制作纵向小囊袋，将 4 个米粒大小的植入物放入其内，通过植入物对巩膜施加的张力扩大前睫状体纤维至晶状体赤道部的空间，增加睫状肌的工作距离，术后经视近训练恢复睫状肌力量，提高调节力。

尽管巩膜手术的理论依据仍有争议，但人们对使用激光巩膜微切除和巩膜微

插入的巩膜介入治疗越来越感兴趣[11]。

❖ 老视的西医治疗目前有哪些难点及问题？

老视角膜屈光手术及晶体相关的屈光手术日益成熟，已被越来越多的患者所接受，但角膜手术存在矫正老视范围局限问题，且存在术后眩光、光晕等视觉干扰可能。而且随着年龄的增长，患者的老视度数也持续增长，手术矫正无法保证患者获得持久而稳定的近视力。

目前功能性人工晶体尽管能使患者获得全程视力，但这种全程视力是在一定范围或远中近两个或三个定点的聚焦，与我们自然晶体从远至近每一点的聚焦是完全不同的，且可能出现一些不良视觉干扰，影响患者的视觉质量。虽然用透明的黏弹性物质填充晶体囊可以接近自然晶体，但这方面的实验已经进行了多年，至今也没有发表任何结果。

框架眼镜目前仍是矫正老视的主要手段，但存在生活不便及影响美观问题。

无论是框架眼镜还是手术虽然能够改善患者的视近障碍，但未能解决双眼调节能力降低的根本问题。

老视的药物治疗方法主要聚焦在增加睫状肌的收缩力及恢复晶状体弹性等方面，以期达到恢复眼部调节的目的。这些药物仍然有很多不足之处，比如，仅针对老视发生及发展中的一个或者几个因素，药物作用不够全面。其次，上述药物大多数是组合性药物或固定配方，各种药物如何组合，药物的最佳浓度是多少，药物之间是否会产生反应，其远期疗效、药物安全性及患者的依从性如何，停药是否会反弹等问题还需要进一步研究。

❖ 中医如何辨证论治老视？

辨证分型：肝肾虚衰证。

辨证要点：肝肾不足，致使目中光华散漫不收，故出现视远尚清、视近模糊，或用眼后感眼球酸痛，有视疲劳症状；或兼见头晕耳鸣、腰膝酸软、口咽干燥；舌红少苔，脉细数。

治法：补肝益肾。

1. 杞菊地黄丸

组成：熟地黄 24g、山茱萸 12g、山药 12g、泽泻 9g、茯苓 9g、丹皮 9g、枸杞子 9g、菊花 9g。

方解：方中熟地、枸杞子益肾阳、养精髓，泽泻泻肾降浊，丹皮泻肝火，山茱萸滋肾益肝，山药滋肾补脾，茯苓利脾湿，菊花清肝明目。全方配伍，有滋肾

养肝、益精明目之疗效。

2. 地芝丸

组成：生地黄240g，天冬240g，枳壳120g，甘菊花120g。

制法：上为细末，炼蜜为丸，如梧桐子大。

用法用量：每服30丸，渐加至40~50丸，空腹时用温酒送下，晚饭前再服。

方解：目能远视，责其有火，不能近视，责其无水，法当补肾。夫火之力刚，故能远照，水之力柔，故能近视。人之一身百病千端，亦不过阴阳水火而已。肾为主水之脏，肺为生水之源，故以生地大补肾水，天冬润养肺金，使之金水相生，则肝得所养；菊花得金水之精，专入肝经，能祛风于外；枳壳具苦降之性，单行气分，为破滞之需。

3. 五子衍宗丸合二至丸

组成：女贞子30g、墨旱莲30g、枸杞子40g、菟丝子40g、覆盆子20g、五味子15g、车前子20g。

方解：方中菟丝子、覆盆子补肝肾之阳气，枸杞子养肝肾之阴液；女贞子、旱莲草滋补肝肾之阴，两方合用，补益肝肾精气，肾精充沛，髓海丰满，目光敏锐，肝主藏血，目得血能视；肝气通于目，肝和则目能辨五色矣。

❈ 治疗老视常用的中成药是什么？

杞菊地黄丸

规格：①小蜜丸：每瓶装120g；②浓缩丸：每8丸相当于原药材3g；③水蜜丸：每10粒重2.4g；④大蜜丸：每丸重9g。

用法用量：①小蜜丸：一次9g，一日2次；②浓缩丸：一次8丸，一日3次；③水蜜丸：一次6g，一日2次；④大蜜丸：1次1丸，一日2次。

❈ 针灸治疗老视如何选穴？

针灸选穴：主穴：百会、风池、三阴交；配穴：肝俞、肾俞、心俞、脾俞、睛明、阳白、承泣、合谷、光明、养老（表11-1）。每次主穴、配穴各2~3个，留针10~15分钟。

表11-1　老视针灸治疗常用穴位

穴名	位置	归经及功效
睛明（BL1）	眼内眦角上方凹陷处	手太阳小肠经、足太阳膀胱经、足阳明胃经、阳跷脉与阴跷脉的会穴；功效：祛风，清热，明目

续表

穴名	位置	归经及功效
阳白（GB14）	前额部，当瞳孔直上，眉上 1 寸	足少阳胆经，足少阳、阳维脉交会穴；功效：疏风清热，清头明目
合谷（LI4）	拇、食指张开，以另一手拇指关节横纹放在虎口边缘上拇指尖到达处	手阳明大肠经；功效：清热解表，明目聪耳，通络镇痛
光明（GB37）	小腿外侧，外踝尖上 5 寸腓骨前缘	足少阳胆经之络穴；功效：祛风利湿，益肝明目
养老（SI6）	以手掌面向胸，当尺骨茎突桡侧骨缝凹陷中	手太阳经之郄穴；功效：清头明目，舒筋活络
承泣（ST1）	瞳孔直下，当眼球与眶下缘之间	足阳明胃经；功效：祛风散热，疏邪明目
风池（GB20）	颈后枕骨下，与乳突下缘相平，大筋外侧凹陷处	足少阳胆经；功效：平肝息风，清热解表，清头明目
百会（DU20）	头顶正中线与两耳尖连线的交叉处	督脉经穴；功效：醒脑开窍
肝俞（BL18）	在背部第九胸椎棘突下，旁开 1.5 寸	足太阳膀胱经；功效：疏肝理气、利胆解郁
肾俞（BL23）	在背部第二腰椎棘突旁开 1.5 寸	足太阳膀胱经；功效：益肾助阳，强腰利水，调肾气，强腰脊，聪耳目
心俞（BL15）	在背部第五胸椎棘突下旁开 1.5 寸	足太阳膀胱经；功效：通调血脉，宽胸理气，养心安神，开舌窍，利小便
脾俞（BL20）	在背部第十一胸椎棘突下旁开 1.5 寸	足太阳膀胱经；功效：利湿升清，健脾和胃，益气壮阳
三阴交（SP6）	小腿内侧，当足内踝尖上 3 寸	足太阴脾经、足少阴肾经、足厥阴肝经交会穴；功效：健脾益血，调肝补肾，安神助眠

❖ 老视的其他中医疗法有哪些？

1. 中药熏蒸

桑叶、菊花、枸杞子、白芷、羌活、薄荷各 20g，加水 500ml，大火熬至沸腾，用文火煎 5 分钟，药汁滤渣后备用。将纱布剪成 8cm×20cm 的长条形，折叠成 5 层浸入余下的药汁中，浸透后取出拧至半干，展平覆盖双眼；蒸气仪中倒入药汁 300ml 熏蒸，每次 10 分钟。

2. 点穴按摩

根据健脾、调肝、补肾的防治原则，选用太阳、鱼腰、印堂、承泣、四白、瞳子髎、阳白、睛明、攒竹，每周 2 次，每次 20 分钟。

3. 耳穴压豆

选用眼、肝、肾、脾、目 1、目 2、皮质下、额区。每次选 3～4 穴进行治疗，3 天换 1 次，两耳交替进行。嘱咐患者每天按压 3～5 次。

4. 中药粉外敷

将龙胆草、槐角、当归尾、生地黄、天冬、甘菊花、枳壳、赤芍、生珍珠各 10g，研末过 150 目筛，精制提纯，加入冰片少许、蜂蜜适量调成软膏状，均匀涂于折叠成 2 层的 8cm×20cm 长条形敷料上，上界眉上一横指，下界鼻上一横指，两边至太阳穴，敷 20 分钟左右，待药膏自然干裂时为止。

5. 按摩青灵穴

每天按摩青灵穴 300 次左右。青灵穴位于尺侧肘横纹上 3 寸处，"青"的意思是青青之气，生机无限。而"灵"，古人说"阴之精气日灵"，"阴之精气"就是构成人生命的最根本物质。因此，按摩青灵穴可以使人生机焕发，有补充阴精的功效。

◈ 中医治疗老视有哪些优势？

配戴老视眼镜可改善患者视近不清的症状，但老视的根源调节力下降并未得到解决。中医药能够改善患者的肝肾功能，从根本上改善患者的调节力，即中医治疗具有标本兼治、调理脏器、改善症状的作用，虽然起效速度不及手术，但中医治疗操作缓和，对患者刺激较小，更适合老年人群。

尽管临床中可通过配戴眼镜、手术等方式治疗老视，但仍有大部分患者希望通过中医手段治疗。不仅因为中医药治疗方式多样，更重要的是中医标本兼治。中医方法如按摩、针灸、外敷、中药、食疗等，临床治疗可根据患者耐受能力、经济能力、屈光状态综合选择治疗方案。

中医药治疗老视已经取得了一定成效，尤其是在老视预防与初期控制方面。

◈ 中西医结合治疗老视有哪些优势？

中西医结合治疗是最有效的老视治疗方法。中医主要采用中医综合疗法包括中药、药膳、中医适宜技术。西医方法有配戴老视矫正眼镜及手术。

配戴老视眼镜联合中医药治疗，不仅能够快速而明显地改善患者老视不适症状，而且可从根本上调理患者肝肾功能，改善其调节力，延缓老视进展。

老视主流手术有多焦点准分子激光原位角膜磨镶术、融合视觉老视矫正术、晶状体摘除联合功能性人工晶体植入术等，术前采用腕踝针、耳豆压丸等中医适宜技术，缓解患者紧张情绪及术中疼痛感，提高手术安全性。术前、术后采用除风易损汤加减抑制术后炎症反应，促进视觉质量恢复。应用补益肝肾中药、药膳或针灸按摩等改善患者的肝肾功能，延缓老视进一步进展。

预防篇

❖ 老视的预防保健方法有哪些？

1. 饮食注意补肾养肝

（1）猪肝红花丸：取猪肝250g、红花10g，一同剁碎后掺入淀粉，揉搓成丸子后蒸熟即可食用。

（2）黑豆粥：取粳米100g、浮小麦50g、黑豆100g。用纱布包裹浮小麦，与黑豆一同煎煮；黑豆开花后去掉黑豆壳、浮小麦渣滓；将粳米加入锅中，煮成粥后温热食用，具有滋补肝肾之效。

（3）枸杞蒸蛋：取鸡蛋2枚、枸杞子20g，按常规蒸蛋方式蒸熟。有助于改善老花眼造成的眼花、头晕症状。

（4）女贞子粥：取粳米200g、枸杞子30g与女贞子30g，枸杞子与女贞子小火30分钟煮沸，去渣滓后放入冰糖和粳米，熬粥食用。

（5）胡萝卜粥：取粳米200g、胡萝卜100g，熬粥食用[12]。

2. 适量活动

适量活动增强全身血液循环，避免过度疲劳，保证睡眠充足。

3. 养成良好的用眼习惯

掌握正确阅读方法，看近的时间不能过长，注意眼部休息与放松，用眼过度不仅耗精，而且耗神。避免强光对眼睛的刺激。

4. 按摩明目

早晨起床后和就寝前，用双手的中指对准太阳穴，无名指对准鱼腰穴，小指对准攒竹穴，闭眼，适当有节奏地施加压力，按压时略带旋转动作，每次按摩5分钟，能解除眼肌疲劳，使眼睛明亮。

5. 揉搓头皮

用双手抱头，揉搓头皮各处明目的穴位，能使头脑清醒，眼睛明亮。也可用

击鼓法，即用双手指腹敲打头的各处。

6. 运目眨眼

日常空闲时间可利用眨眼来振奋、维护眼肌，闭眼时竭力挺胸，两眼紧闭一会再放松，如此反复操作，经常活动眼球，能促进眼内血液循环、按摩活动晶状体和睫状肌，具体方法为由近处逐步远看，各选定一物，稍停片刻后，再把视线由远处逐步移近。

◀ **结语**

随着人口老龄化加剧，老视在世界范围内的发生率不断上升，且未得到充分治疗的人群比例也很高，目前可用的矫治方法有一定的局限性。渐进或双焦点眼镜存在周边模糊、视野受限和深度知觉受损，这些都与老年人跌倒风险增加有关[13]。数字设备的使用增加，加上退休后继续工作的患者增加，老视作为一种生理现象，正在影响越来越多人的生活质量，永久性视力矫治方案对老龄人口变得特别有吸引力[14]。

目前矫治老视的方法中配戴老视眼镜仍是最简单、也是必要的方法，可以随着度数变化进行更换。

晶状体摘除联合多焦点人工晶体植入术是目前很多老视患者的选择，通过使用功能性人工晶体，可以有效减少或减轻对阅读眼镜的依赖[15]。采用先进的手术方式，配合娴熟的手术技巧及个性化多焦点人工晶体的应用，让中老年老视人群重获年轻理想的视觉体验。

准分子、飞秒激光技术不断发展和日臻成熟，角膜矫正手术是主流，无论角膜激光切削还是角膜基质层间植入物镶嵌术，总体上看老视手术设计越来越安全，手术眼部并发症也能控制，临床效果尚可，其远期稳定性仍需要进一步研究。

药物治疗老视也是近年来国内外研究的热点，选择非侵入式的方法治疗老视对于患者或是医生均具有重要意义，目前药物治疗老视的研究成果已经为临床提供了初步有效的方法，尚在临床研究阶段，这些疗法都没有发展到足以成为常规干预措施的程度[16]，期待未来能够有替代眼镜及有创手术的药物问世。

中医通过按摩、针灸、外敷、中药、食疗等一系列方法，在老视初期控制方面以及全身体质调理方面有独特的优势，并有效指导人们养生保健，预防老视。

参考文献

［1］赵堪兴，杨培增. 眼科学［M］. 北京：人民卫生出版社，2008.

［2］Fricke T R, Tahhan N, Resnikoff S, et al. Global Prevalence of Presbyopia and Vision Impairment from Uncorrected Presbyopia：systematic Review, Meta－analysis, and Modelling. Ophthalmology, 2018, 125（10）：1492－1499.

［3］施青，毕燕龙. 老视治疗的研究进展［J］. 同济大学学报（医学版），2015，36（6）：128－132.

［4］Remón L, Pérez－Merino P, Macedo－de－araújo R J, et al. Bifocal and Multifocal Contact Lenses for Presbyopia and Myopia Control. J phthalmol, 2020：8067657.

［5］Pérez－Prados R, Piñero D P, Pérez－Cambrodí R J, et al. Soft multifocal simultaneous image contact lenses：a review. Clin Exp Optometry, 2017；100（2）：107－127.

［6］吴庆晖，钟华. 老视的药物治疗［J］. 国际眼科纵览，2020，44（3）：182－186.

［7］刘莛，白继，余婷. 老视矫治手术治疗最新进展［J］. 中华实验眼科杂志，2017，35（6）：567－571.

［8］杨丽，兰长骏，廖萱. 新型老视矫正型人工晶状体的研究进展与临床应用［J］. 国际眼科杂志，2020，20（7）：1167－1170.

［9］R. Bilbao－Calabuig, F. Gónzalez－López, A. Llovet－Rausell, et al. Lens－based surgical correction of presbyopia. Where are we in 2020？ARCH SOC ESP OFALNOL, 2021, 96（2）：74－88.

［10］林启，袁晴，邵毅. 老视的巩膜手术研究进展［J］. 中国老年学杂志，2019，36（20）：5124－5128.

［11］Hipsley A, Hall B, Rocha K M. Scleral surgery for the treatment of presbyopia：where are we today？Eye and Vision, 2018, 5（1）：4.

［12］张红伟. 中医药治疗老花眼的临床研究综述［J］. 中国药物经济学，2016，11（10）：116－118.

［13］James A Katz, Paul M Karpecki, Alexandra Dorca, et al. Presbyopia－A Review of Current Treatment Options and Emerging Therapies. Clinical Ophthalmology, 2021：15 2167－2178.

［14］Geffen D. Presbyopia：the State of Surgical Correction. Rev Cornea Contact Lenses, 2018：20－24.

［15］Venter J A, Pelouskova M, Bull C E, et al. Visual outcomes and patient satisfaction

with a rotational asym – metric refractive intraocular lens for emmetropic presbyopia. J Cataract Refract Surg, 2015, 41 (3): 585 – 593.

[16] Charman W N. Non – surgical treatment options for presbyopia. Expert Rev Ophthalmol, 2018, 13 (4): 219 – 231.

（尹连荣　杨华）

第 12 章　以人为本模式在优化眼健康方面的潜力

美国加州大学洛杉矶分校大卫格芬医学院医学系东西方医学中心

中西医结合：以人为本模式

随着对压力相关症状和病情的更多关注，结合医学与健康正在促进从疾病识别到病原生物轨迹干预的转变，甚至在病原生物轨迹发展成特定的疾病模式之前即进行干预[1]。结合医学视角下的眼科保健方法将中医和传统生物医学的诊断原则和治疗策略融合在一起，涵盖一系列综合治疗策略，包括心理治疗、个性化治疗以及全身治疗。

中医是一种优雅的治疗模式，经过数千年的发展，通过对人体的宏观和功能理解，以及人体与自然和社会环境的能量相互作用定义健康和疾病。它强调动态平衡的中心地位，天生的自我愈合能力以及身心不可分割的本质，不仅利用包括草药、针灸和健身在内的各种治疗方式，也对生活方式、饮食调整以及包括穴位按摩和身心锻炼在内的自我护理活动提出了建议。事实上，"养生"，字面意思是"滋养生命"，它强调了修养精神、调整饮食、锻炼身体、调节情绪、调节性生活和适应气候的重要性，是中医的一个基本（有时被遗忘）方面。

与实施对抗疗法的医生一样，中医师会收集病理情况的主观和客观数据，以确保得出的诊断能够正确指导治疗。在中医学中，对能量阻滞和功能失调的识别以及对患者体内平衡储备的评估确定了患者在特定时间点独特的病理生理模式。这种模式诊断是通过询问患者情绪和身体方面的主诉、饮食和气候偏好、遗传和后天对体质形成的影响以及患者的主导情绪及应对方式，再加以舌诊和脉诊而实现的。除了描述一系列症状和体征外，病理生理学模式还反映了致病因素与患者防御和调节系统相互作用产生的发病部位和阶段。由熟练的临床医生不断完善治疗策略，通过恢复身体内的正常平衡和流动，增强身体对疾病的内源性抵抗力来解决潜在的失调，从而使患者恢复到更好的健康状态，并在恢复后得以保持。

东西方医学中心（CEWM）是加州大学洛杉矶分校大卫格芬医学院的一个下属单位。CEWM临床项目每年有超过30000名患者就诊，多数为厌倦或不能耐受

传统治疗的患者，以及寻求个性化预防保健或管理慢性病的人。病种多样，不仅限于慢性疼痛、功能性胃肠道疾病、睡眠和情绪障碍、自身免疫性疾病及癌症相关问题。东西方结合医学模式将中医治疗原则与理法方药，生物 – 心理 – 社会观点以及对软组织在健康与疾病中的作用认识审慎地结合在一起。治疗方案首先由认证的内科医生、家庭医生和受过中医培训及有中医背景的老年科医生进行评估，计划以解决患者问题为导向，并为满足患者需求而量身定制，通过团队共同实施，其中可能包括一名针灸师。治疗总体策略是解决全局功能紊乱并因此而优化，这提醒我们不一定非要治疗疾病和病症，而是要治疗带有疾病和病症的患者。这种对患者的关注实际上可以使东西方结合医学用于治疗任何疾病的治疗，包括眼部疾病和视觉障碍[2-3]。比如，这种以人为本的策略能减少年龄相关性黄斑变性患者对 VEGF 受体抑制剂治疗的需求，治疗动眼神经麻痹[4]以及改善急性隐匿型区域性外层视网膜病变（AZOOR）患者的视野[5]。

在综合评估医学、社会心理和机体功能状态，辅以中医理论和实践的信息和检查后，我们为患者制定治疗方案：包括生活方式和自我保健的指导；针灸、痛点/腱鞘注射治疗；根据情况与其他医生会诊合理使用和调整药物，并在必要时通过 UCLA 健康综合医疗服务系统转诊。除了改善症状之外，总体策略是解决任何导致机体失衡的社会、心理、机械和代谢等外部刺激或因素。基于中医关于负面情志对身心损害的认识，治疗中重视帮助患者更好地理解和调节自我情绪，尤其是愤怒，加强压力管理技巧的发展和培养。实际上，中医认为心理健康与身体健康有着内在的联系，因为两者都来自机体的精华储备。生物医学已经开始越来越多地通过稳态和稳态负荷的概念来理解这种联系，这些概念有助于提供一个框架，以了解负面的心理社会因素如何引发和延续不良的神经生物学、代谢、心血管和免疫学变化，这些变化最终会导致和加速衰老以及功能性综合征、神经退行性疾病、慢性疼痛、恶性肿瘤和自身免疫性疾病。

身心模式侧重于大脑、思想、身体和行为之间的相互作用，包括气功、瑜伽、引导意象、正念冥想和深呼吸等练习，对于促进放松反应很重要。这种放松反应旨在引发各种有益的生理作用，包括降低交感神经张力、降低肌肉紧张和调节疼痛意识。我们经常推荐给患者的活动包括 4 – 7 – 8 呼吸法（吸气 4 次，憋气 7 次，呼气 8 次），恢复性瑜伽，八段锦气功练习。根据现代营养学和中医理论指导，基于个人体质、生活方式、环境和气候选择最适合的饮食建议，也作为自我保健处方的组成部分。食物的种植方式、地点和时间；它是如何准备的；如何以及何时食用它的重要性不亚于实际食用的食物。中医一直认为睡眠的质和量对机体各个器官的功能恢复发挥着重要作用，传统生物医学对睡眠问题的认识和兴

趣也日益增加，这些为结合医学强调从优化睡眠解决问题、维护健康提供了依据。

肌筋膜疼痛综合征和纤维肌痛在软组织功能障碍中普遍而常见。肌筋膜触发点和压痛点，除了部分或经常单独引起疼痛外，还可能直接引起或加剧许多非疼痛症状，包括头晕、恶心和消化不良、失眠甚至流泪。视觉问题很可能会加重颈部潜在的紧绷感，反之亦然，这为颈椎躯体功能障碍的概念提供了支持。解决人体工程学问题、纠正异常姿势减少伤害对于眼睛健康非常重要，这需要优化涉及电脑键盘和现代个人电子设备的活动以及参与灵活性和力量性锻炼，采用躯体和手法治疗，包括源自中医的疗法可以起到辅助作用。针灸越来越被视为治疗各种疾病的有效方法，如偏头痛、各种病因引起的恶心和呕吐、术后牙痛和更年期潮热，在东西方综合医疗方法中占有突出地位。患者可进行穴位按摩和经皮神经电刺激（TENS）穴位刺激自我保健，作为其整体康复的一部分。

以人为本模式在眼健康中的应用

随着结合健康医疗在全球范围内的实施，补充和结合医学系统研究的出现凸显了复杂个性化临床治疗有效性研究的重要[6-8]。以人为本模式反映了系统治疗的相关性，该方法考虑到了整个人（身体、心理和精神），包括生活方式和环境的各个方面，这种临床整体治疗方法是中医诊断和治疗固有的，中医不仅关注疾病，而且关注病人的整体健康状况[9-11]。在本章中，我们重点关注如何通过以人为本的治疗模式恢复眼健康，探讨眼健康与身体其他部位的关系；营养、环境、生物心理社会因素甚至姿势如何影响眼健康，同时阐明自我护理和调整生活方式的重要性。

1. 眼睛是整体的一部分

从中医角度来看，眼睛的结构和功能反映了整个身体的健康状况，因为所有经络都在眼部循行且有代表穴位。眼部症状和指征所反映的病情，不仅表明眼睛功能存在问题，治疗的同时也需要关注身体其他部位的情况。而且，在生物医学中，眼睛的症状和体征也用于其他器官系统疾病的诊断。例如，眼睛浮肿提示心脏、肝脏和（或）肾功能不全；干眼症可能与自身免疫和结缔组织疾病有关[12]；视觉障碍可能是颅内肿瘤所致；斜视则反映各种神经病变的存在。此外，研究表明，视网膜血管口径的变化与女性患冠心病（CHD）的风险较高有关。另一方面，患有冠心病的人发生眼部病变和异常的风险较高[13]。因此，眼病和视觉障碍并不是孤立存在的，而是整体上身体其他部位失调或功能障碍的表现。对此，

治疗不应只着眼于眼部或视觉障碍[14]。

为了更好地理解中医器官与视觉相关结构的交互关系，五行理论是一个值得探索的有用概念。该理论描述了自然界中代表木、火、土、金、水等元素之间的相互联系和动态关系，以及它们所代表的脏腑属性。中医器官含义不仅包括生物医学意义上的器官，还包括各个器官系统中的能量流动和循环。在中医生理学中，对眼睛而言五行与五轮相应。根据此框架，虹膜和角膜受与肝胆（木）相应的风轮影响；内眦、外眦、泪阜受心、小肠（火）血轮影响；眼睑和睑结膜受脾胃（土）相应的肉轮调节；而巩膜受与肺和大肠（金）相应的气轮的影响；水轮与肾、膀胱（水）有关，可以调节瞳孔、视神经、晶状体和视网膜[15]。从这个角度来看，眼健康源自精、气、血、津液在脏腑经络中平衡循环。当受内因或者外因干扰时，器官间的平衡失调导致功能失常，从而引发亚临床症状。随着时间的推移，如果不及时治疗，将引起结构和功能上更严重的病变。

基于五轮之间的相互联系以及它们与眼睛的相应关系，慢性眼病如近视、年龄相关性黄斑变性（age‐related macular degeneration，AMD）、视网膜色素变性、干眼症、青光眼视觉疲劳等可以通过调节脏腑功能来治疗或管理。因此，在以人为本的模式中，眼睛健康不仅反映视觉功能，还反映整个身体的健康，关于中医和综合眼保健的知识正在蓬勃发展[16]。

2. 影响眼睛健康的营养因素

尽管遗传易感性可能导致某些眼病的发病率增高，但这里我们将讨论营养因素在预防和治疗中的重要作用。营养对整体健康，尤其是在视觉健康中的重要性不容低估。比如富含抗氧化剂和抗炎特性的食物对于预防和治疗眼部疾病至关重要，因为氧化应激和炎症会对眼睛结构和功能产生负面影响，导致眼部病变[17]。在为患者提供营养咨询时，我们采用循证方法，同时也注意他们的中医体质和流行模式。

著名的年龄相关性眼病研究（AREDS 1/AREDS 2）是针对眼部疾病补充抗氧化剂的里程碑式研究，该研究强调了营养对 AMD 管理的重要性。AREDS 2 配方中含有 10mg 叶黄素和 2mg 玉米黄质，omega‐3（二十二碳六烯酸、DHA 350mg，二十碳五烯酸、EPA 650mg），维生素 C 500mg，维生素 E 400 IU、锌 80mg 和铜 2mg（氧化铜），研究表明服用 AREDS 2 与进展为晚期 AMD 的风险显著降低相关[18]。Agrón 等人对 AREDS 1 和 AREDS 2 10 年随访进行纵向研究，发现饮食中摄入包括维生素 A、维生素 B_6、β‐胡萝卜素和镁等多种营养素可显著降低进展为晚期地图状萎缩与新生血管性 AMD 的风险，比较而言与地图样萎缩的关联性更强[19]。Chu 和 Pang 发表的综述认为，草药中的叶黄素、玉米黄质、

omega-3 脂肪酸、维生素 C 和维生素 E 可用作眼部疾病的营养食品。2017 年，美国国家科学院、工程院、医学院举办了一场关于"贯穿整个生命周期的营养，促进健康老龄化"的研讨会。在研讨会上，Papas 等人报告了 omega-3 脂肪酸对干燥综合征人群（N=980）的影响，发现干预有助于缓解干眼症[20]。

根据患者的中医体质和流行模式量身定制营养指导和饮食建议得到越来越多的研究支持[21-22]。一些研究发现某些中医体质与一些眼部疾病的发病风险增加有关。例如，阳虚体质的人患青光眼或糖尿病性视网膜病变的风险增加[23-24]，对这些人，建议食用热饮和热食来振奋阳气。最近在中国台湾地区进行的干眼症研究显示，阳虚、阴虚或痰瘀体质的人患干眼症的风险明显增高[25]，在饮食方面不仅强调摄入足够的叶黄素、玉米黄质和 omega-3 脂肪酸等补充剂保护眼睛健康，同时对阳虚体质的人要热饮热食以补阳，阴虚的人进食清凉润燥的食物以滋阴；痰瘀体质的人摄入有化痰作用的食物、忌生痰饮食。

3. 影响眼睛健康的环境因素

除了饮食与营养，自然与社会因素也会对眼睛健康产生一定的影响。比如，有研究表示紫外线辐射会引发眼睛的氧化应激反应，导致白内障、青光眼和 AMD 等眼部病变[26]。此外，过度的紫外线照射会对视网膜神经元造成不可逆转的损伤，因此早在儿童时期就应该采取包括佩戴防紫外线眼镜等预防措施来保护视网膜结构和功能。

在全球范围内，COVID-19 大流行的持续影响导致人们越来越依赖数字媒体进行通信、工作和学习，造成计算机和电子设备过度使用。除了直接引起视疲劳外，户外时间减少、家庭或工作压力增加，以及任何恐惧和不确定的经历等社会因素，都会对一个人的整体和眼部健康产生较大影响。近视已经成为东西方许多国家的流行病，特别是东亚地区近视在青年人口中的比例超过 80%[27-28]。2016年，美国国家科学院、工程院和医学院提出近视为公共卫生问题，并发布了一份关于眼部健康的报告，呼吁美国出台政策和行动纲领来改善视觉健康和降低视力损害[29]。预计 2050 年眼部疾病和视力问题将增加 376%[30]，美国卫生与公共服务部在其 10 年健康目标中（如健康人 2030 中）将视觉健康定为"高度优先的公共卫生问题"，增加公众在社区卫生中心获得视觉保健的机会[31]。

4. 影响眼睛健康的生物-心理-社会因素

压力和生物心理社会因素对健康的影响至关重要，这种以人为本的模式在中医中得到广泛认可。强有力的证据表明，慢性压力会对人的生理产生不利影响[32]，童年时期暴露于压力会对成年后的健康产生不利影响。眼睛健康也不能免受压力的影响，这些压力可能源于身体、情绪或心理因素。例如，眼科心理学

领域的研究使人们开始关注社会心理方法在眼科疾病诊治中的益处，比如青光眼，Méndez - Ulrich 和 Sanz 对 1940～2016 年期间关于心理健康学在青光眼临床管理中相关作用的 66 项研究进行回顾性研究，发现青光眼患病与负面情绪如抑郁症有关，眼压测量时的焦虑可能导致眼压的"诊断过度"[33]。另一项研究发现，70～85 岁的人在晚年社交能力下降与近视力下降有关[34]。病例研究表明，诊断为多重人格障碍的精神疾病患者的视觉情况取决于当时的人格[35]。与对照组相比，具有多重人格的患者在视觉检查中呈现明显的多样性。

5. 眼部健康保健计划

2017 年东西方医学中心与加州大学洛杉矶分校 Jules Stein 眼科研究所合作推出了基于团体的教育和互动项目－东西方医学中心中西医眼结合眼健康计划：通过重塑身体平衡恢复眼睛健康。本计划的设立针对慢性眼病患者以及对改善眼睛状况、提升眼睛健康、保持健康视觉有兴趣的人，旨在通过获得新观点、新技能和行为从而激活身心修复能力、维持健康。项目为期四周，参与者接受了改善睡眠、营养、自我指压与眼睛健康有关穴位的指导，学习情绪调节的基本知识、培养压力管理能力。此外，在计划的第二周和第三周进行了针灸，穴位处方根据每位参与者的中医证候来定。为了让参与者能够学以致用，项目提供了练习机会，每天开始大家一起打太极拳，并记录强调的日常活动情况，如睡眠、营养和自我穴位按压。

6. 以人为本模式的慢性眼病研究

受此眼部健康教育项目的启发，来自中国武汉的 CEWM 访问学者将这种模式应用到一项与 AMD 有关的社区眼部健康项目研究。罗医生和她的同事推测以人为本模式可以作为眼部慢性疾病的管理措施，例如 AMD，这是一种不可逆转的疾病。湿性 AMD 可采用抗血管内皮生长因子药物治疗，但干性 AMD 尚无有效治疗方法。本研究中观察指标有两方面：自我评价和眼科检查，后者包括视力、黄斑中央凹厚度和眼底荧光渗漏面积。试验组和对照组均遵守 AMD 的管理指南，进行抗 VEGF 和（或）激光治疗以及光学相干断层扫描（OCT）定期监测。同时，试验组在医院外按照规定程序实施慢性病管理防护措施，对照组不干预。患者教育包括优化饮食、锻炼、睡眠、压力管理和保持健康的人际关系。研究发现，试验组患者自我管理疾病和自信心的能力与疾病恢复相关，显示以人为本治疗模式的优势。将传统的眼科防治与整体疗法和自我保健相结合，不仅可以解决视觉障碍，防止慢性眼病的进一步发展，甚至还可以改善整体的健康[36]。

眼部健康常用穴位

与中草药相比，针灸因其便利性和安全性而更常用于传统生物医学。在CEWM 的诊所，针灸的使用是根据中医理论和现有研究证据进行的。因为我们的模式是以人为中心，我们发现针灸不仅对疼痛和伴随症状有效，并且对患者的各种问题都很有帮助。对于排斥针灸或不能定期就诊的患者，我们教患者通过各种方式进行穴位刺激以缓解症状，结果令人惊讶，虽然没有直接进行眼部针刺，患者的眼部状况却得到明显改善，这种方法再次强调了通过适当远端穴位刺激来解决整体功能障碍的潜在作用。

1. 局部取穴

睛明、攒竹、瞳子髎、承泣、四白、丝竹空、风池、印堂、太阳、球后、鱼腰。

2. 根据辨证远端取穴

（1）所有眼病取穴：光明、金门、至阴。

（2）风热证：合谷、中渚、外关、后溪、头维、足临泣、侠溪、足窍阴、天柱、申脉。

（3）肝肾阴虚证：命门、曲泉、三阴交、太溪、照海、肾俞。

（4）肝火炽盛证：大敦、行间、太冲、阳白、侠溪、外关。

（5）肝阳上亢证：百会、阳陵泉、太冲、中渚。

典型病例

一名 29 岁的女性转诊至本院进行视野缺损治疗，患者双眼视野缺损，右眼更重。其眼科病史始于 15 岁，当时右眼周边视物变形，最终诊断为急性区域性隐匿性外层视网膜病变（AZOOR），该病是一个眼科综合征，其特征是单眼或双眼外层视网膜功能丧失，引发视野缺损、眼部闪光感等表现。

视觉缺损妨碍了患者的日常生活，因未通过机动车管理局的视力测试无法更新驾照。采用前面所述的中西医结合诊治方法，发现患者除视觉缺损外，还伴有颈部肌筋膜疼痛、月经周期不规律、稀便、焦虑、持续的工作压力和不良的饮食习惯。此外，她的青春期充满了情绪动荡和巨大的家庭压力，这与她视力缺陷的发展相吻合。中医辨证为肝气郁结、肝血瘀阻和脾胃虚弱，综合治疗方案包括针灸、拔罐、穴位注射（治疗肌筋膜痛）、生活方式和营养咨询，以及自我保健的

指导，每 1~2 周 1 次，4 个月内进行 6 次治疗。治疗后，患者主观及客观视力都有了很大提高，新的眼科诊断证明使患者能重新参加并通过了驾驶考试。

视野分析显示，从 2010 年的 82% 到 2015 年的 87%，患者视野指标改善，其后至 2018 年的 3 年随访显示患者视野持续改善至 95%。在斯坦因眼科研究所（2018 年）进行的神经眼科随访复查显示，患者右眼视力同前，伴传入性瞳孔障碍，视乳头颞侧淡白，黄斑轻度变薄，中心凹反射不清，反射迟钝。左眼散瞳OCT 检查显示视乳头和黄斑正常。

◀ 结语

在本章中，我们陈述了以人为本和东西方医学相结合的眼部健康策略。这种方法将中医的诊断和治疗与传统生物医学相结合，为患有眼病或难治性视觉障碍的个体提供更全面的治疗策略。我们相信，中医对患者的整体治疗（不仅限于针灸或草药的个体化治疗）与西方结合医学有一些重叠和共性，可以提供更多强调整体重要性的诊断、治疗、监测和预防方法。

参考文献

［1］McEwen B S, Getz L. (2013). Lifetime experiences, the brain and personalized medicine：an integrative perspective. Metabolism.；62（1）：S20－S26.

［2］Hui K K, Hui E K, Johnston M F. (2006). The potential of a person－centered approach in caring for patients with cancer：a perspective from the UCLA center for East－West medicine. Integr Cancer Ther. Mar；5（1）：56－62. doi：10.1177/1534735405286109. PMID：16484714.

［3］Mattai A, Hui K K (2021). Reframing Palliative Care：An East－West Integrative Palliative Care Model. Chinese Journal of Integrative Medicine, （10）：723－728.

［4］Taw LB, Taw MB. (2015). Oculomotor Nerve Palsy－An Integrative East－West Approach. Proceedings of UCLA Healthcare. Volume 19.

［5］Kao L, Hui K K, Hui E K (2021). A Patient－Centered Integrative Approach Improves Visual Field Defect：A Case Report. Global Advances in Health and Medicine, 10, 21649561211021081.

[6] Langevin H M (2021). Moving the complementary and integrative health research field toward whole person health. The Journal of Alternative and Complementary Medicine, 27 (8), 623 –626.

[7] Ijaz N, Rioux J, Elder C, et al. (2019). Whole Systems Research Methods in Health Care: A Scoping Review. The Journal of Alternative and Complementary Medicine. Mar 19; 25 (S1): S21 –51

[8] Elder C, Ijaz N, Weeks J, et al. (2019). Convergent Points for Conventional Medicine and Whole Systems Research: A User′s Guide. The Journal of Alternative and Complementary Medicine. Mar 19; 25 (S1): S12 –6.

[9] Pritzker S, Katz M, Hui K K. (2013). Person –centered medicine at the intersection of East and West. European Journal for Person centered healthcare, 1 (1), 209 –215.

[10] Wu X Q, Hui K K. (2019). Progress in Scientific Research Bridging Traditional Chinese and Modern Medicine in the UCLA –CEWM Clinical Model. Chin J Integr Trad West Med. Oct; 39 (12): 1500 –1505.

[11] Hui K K, Li Z L (2018). The University of California at Los Angeles Center for East –West Medicine′s Patient –Centered Integrative East –West Medical Approach. Chin J Integr Trad West Med.

[12] McGeechan K, Liew G, Macaskill P, et al. (2009). Meta –analysis: retinal vessel caliber and risk for coronary heart disease. Annals of internal medicine, 151 (6), 404 –413.

[13] Mansour A M, Bitar F F, Traboulsi E I, (2005). Ocular pathology in congenital heart disease. Eye, 19 (1), 29 –34.

[14] De La Cruz N, Shabaneh O, Appiah D. (2020). The Association of Ideal Cardiovascular Health and Ocular Diseases Among US Adults. Am J Med. 2021 Feb; 134 (2): 252 –259. e1. doi: 10. 1016/j. amjmed. 2020. 06. 004. Epub. PMID: 32828726.

[15] Wei Q, Rosenfarb A, Liang L (2011). Ophthalmology in Chinese medicine (Vol. 13). PMPH –USA.

[16] Chu K O, Pang C P (2014). Herbal molecules in eye diseases. Taiwan Journal of Ophthalmology, 4 (3), 103 –109.

[17] Age –Related Eye Disease Study 2 (AREDS2) Research Group. (2013). Lutein + zeaxanthin and omega –3 fatty acids for age –related macular degeneration: the Age –Related Eye Disease Study 2 (AREDS2) randomized clinical trial. Jama, 309 (19), 2005 –2015.

[18] Chew E Y, Clemons T E, Keenan, T. D. , et al. (2021). The Results of the 10

Year Follow – on Study of the Age – Related Eye Disease Study 2（AREDS2）. Investigative Ophthalmology & Visual Science，62（8），1215 – 1215.

［19］ The National Academies of Sciences，Engineering，and Medicine.（2017）. Health and Medicine Division；Food and Nutrition Board；Food Forum. Nutrition Across the Lifespan for Healthy Aging：Proceedings of a Workshop. Washington（DC）：National Academies Press（US）；May 18.

［20］ Wang Q，Zhu Y（2009）. Epidemiological investigation of constitutional types of Chinese medicine in general population：based on 21，948 epidemiological investigation data of nine provinces in China. China Journal of Traditional Chinese Medicine and Pharmacy，24（1），7 – 12.

［21］ Zhu Y，Shi H，Wang Q，et al.（2017）. Association between nine types of TCM constitution and five chronic diseases：a correspondence analysis based on a sample of 2，660 participants. Evidence – Based Complementary and Alternative Medicine.

［22］ Tang L，Chen L，Ye C，et al.（2021）. Population – based associations between progression of normal – tension glaucoma and Yang – deficient constitution among Chinese persons. British Journal of Ophthalmology.

［23］ Lee C H，Li T C，Tsai C I，(2015). Yang deficiency body constitution acts as a predictor of diabetic retinopathy in patients with type 2 diabetes：taichung diabetic body constitution study. Evidence – Based Complementary and Alternative Medicine，2015.

［24］ Chen S L，Hsueh K C，Tang P L（2021）. Association between dry eye and Traditional Chinese Medicine body constitutions：A Taiwanese adults study. Medicine，100（2）.

［25］ Ivanov I V，Mappes T，Schaupp P，et al.（2018）. Ultraviolet radiation oxidative stress affects eye health. Journal of biophotonics，11（7），e201700377.

［26］ Ma Y，Lin S，Li L，et al.（2021）. Socioeconomic mechanisms of myopia boom in China：a nationwide cross – sectional study. BMJ open，11（6），e044608.

［27］ Morgan I G，French A N，Ashby R S，et al.（2018）. The epidemics of myopia：aetiology and prevention. Progress in retinal and eye research，62，134 – 149.

［28］ National Academies of Sciences，Engineering，and Medicine.（2016）. Making eye health a population health imperative：Vision for tomorrow. Washington，DC：The National Academies Press. https：//doi. org/10. 17226/23471.

［29］ Prevent Blindness.（2014）. The future of vision：Forecasting the prevalence and costs of vision problems. Retrieved on June 14，202 at http：//preventblindness. org/cost – of – vision – problems – to – reach – 717 – billion – by – 2050 – 2/

[30] U. S. Department of Health and Human Services. (2021) . Healthy People 2030. Office of Disease Prevention and Health Promotion. Retrieved on June 14, 2021 at https：//health. gov/healthypeople/objectives – and – data/browse – objectives/sensory – or – communication – disorders/increase – access – vision – services – community – health – centers – v – r01

[31] Hill M N, Eiland L, Lee T T, et al. (2019) . Early life stress alters the developmental trajectory of corticolimbic endocannabinoid signaling in male rats. Neuropharmacology, 146, 154 – 162.

[32] Méndez – Ulrich J L, Sanz A (2017) . Psycho – ophthalmology：contributions of health psychology to the assessment and treatment of glaucoma. Psychology & health, 32 (3), 330 – 342.

[33] Mueller S, Wagner J, Voelkle M C, et al. (2018) . The interplay of personality and functional health in old and very old age：Dynamic within – person interrelations across up to 13 years. Journal of Personality and Social Psychology, 115 (6), 1127 – 1147.

[34] Miller S D, Blackburn T, Scholes G, et al. (1991) . Optical differences in multiple personality disorder：A second look. Journal of Nervous and Mental Disease.

[35] Luo J H, Li D J, Xu H, et al. (2020) Intervention study on macular degeneration based on chronic disease management model. World Journal of Integrated Traditional and Western Medicine. Vol. 15, No. 11.

[36] Liu S, Wang Z, Su Y, et al. (2021) A neuroanatomical basis for electroacupuncture to drive the vagal – adrenal axis. Nature.

（Eclward K. Hui　Lan Kao　Ka – kit Hui）

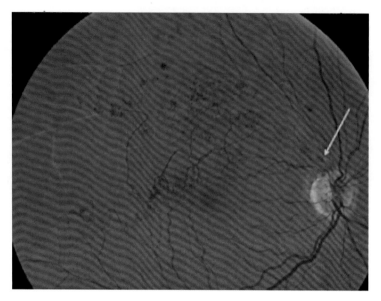

彩插 1　视网膜分支静脉阻塞眼底照相（右眼）

［颞上分支静脉（黄色箭头）有白鞘，部分支呈白线，近视乳头有从静脉至静脉侧支形成，迂曲盘旋[6]］

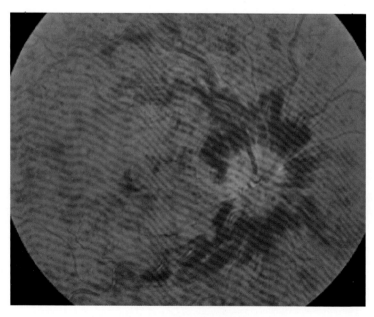

彩插 2　视网膜中央静脉阻塞眼底照相（右眼）

（视乳头边界不清，后极部眼底大片放射状、火焰状出血，隐见迂曲扩张的视网膜静脉[6]）

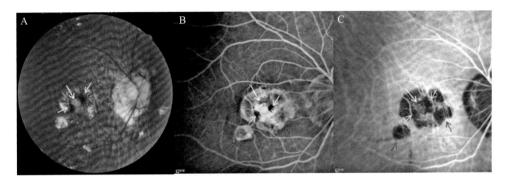

彩插 3　Fuchs 斑和 CNV

A. 右眼眼底彩照：黄斑中心凹处见灰色 CNV 病灶（白箭），周围伴 Fuchs 斑（黄箭）及斑片状脉络膜
萎缩灶（红箭）

B. 右眼 FFA 图（10′01″）：黄斑区 CNV 呈团状边界清晰的高荧光（白箭），Fuchs 斑表现为色素性的遮
蔽荧光（黄箭），脉络膜萎缩灶呈斑片窗样缺损（红箭）

C. 右眼 ICGA 图（10′01″）：黄斑中心凹 CNV 病灶表现为高荧光（白箭），Fuchs 斑及脉络膜萎缩灶均呈
低荧光（黄箭、红箭）

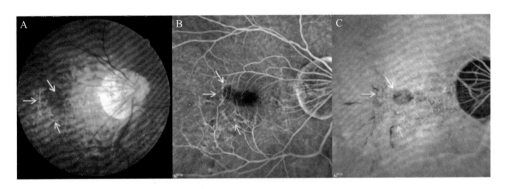

彩插 4　黄斑出血及漆裂纹

A. 右眼眼底彩照：黄斑区见斑片状暗红色出血灶（白箭）和漆裂纹（黄箭）

B. 右眼 FFA 图（12′50″）：黄斑区出血灶呈边界清晰带遮蔽荧光（白箭），未见荧光渗漏，漆裂纹呈条
带状透见荧光（黄箭）

C. 右眼 ICGA 图（12′50″）：黄斑出血呈遮蔽荧光（白箭），周围漆裂纹呈放射状低荧光（黄箭）

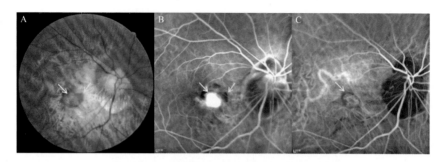

彩插 5　CNV 伴黄斑出血

A. 右眼眼底彩照：黄斑中心凹处见灰褐色 CNV 病灶（白箭），周围环绕视网膜下出血（红箭）

B. 右眼 FFA 图（7′41″）：黄斑区 CNV 呈边界清晰的高荧光渗漏（白箭），周围出血呈遮蔽荧光（黄箭）

C. 右眼 ICGA 图（7′41″）：清晰可见网状 CNV 病灶（白箭），周围环绕低荧光

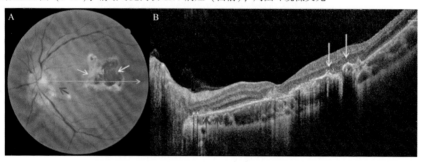

彩插 6　Fuchs 斑

A. 左眼眼底彩照：视盘周围见弧形斑（红箭），黄斑中心及颞侧见色素沉着斑（Fuchs 斑）（白箭）和黄白色脉络膜新生血管膜（黄箭）

B. 左眼 OCT 图：视盘颞侧弧形斑所对应处表现为 RPE 层局限变薄（红箭），黄斑中心凹及颞侧神经上皮层下团块状高反射（白箭），且深层组织反射消失，与图 A 中 Fuchs 斑对应

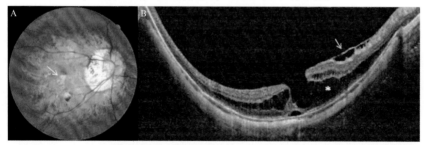

彩插 7　黄斑劈裂

A. 右眼眼底彩照：黄斑中心凹处见类圆形黄白色病灶（白箭），黄斑区下方见一处视网膜脉络膜萎缩灶，边缘色素沉着（黄箭）

B. 右眼 OCT 图：黄斑区视网膜层间劈裂（白星），中心凹处见内板层裂孔形成（白箭）和神经上皮层局限浅脱离（红箭），中心凹鼻侧见黄斑前膜（绿箭）

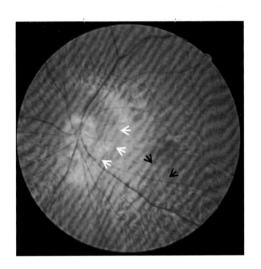

彩插8 单纯高度近视眼底改变左眼眼底彩照

[显示视盘颞侧近视弧形斑（白箭），可见脉络膜大血管（黑箭），呈豹纹状改变]

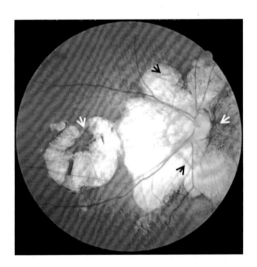

彩插9 病理性近视眼底改变

[眼底呈豹纹状，后极部广泛视网膜脉络膜萎缩灶，透见粗大脉络膜血管（黑箭）及黄白色巩膜，黄斑区及视盘鼻侧见 Fuchs 斑（白箭）]

内 容 提 要

本书详细介绍了 10 种常见老年性眼病的中西医防治，每个疾病章节分概述、基础篇、诊断篇、治疗篇、预防篇及结语 6 个部分，分别阐述疾病的流行病学特征、发病机制、诊断、中西医防治方法及研究现状、中西医结合治疗的优势定位等，在另外两个独立的章节论述了中西医对眼睛衰老的认识以及以人为本模式在优化眼健康方面的潜力。本书可供中、西医眼科医生，针灸师以及中西医结合专业人员使用和参考。

图书在版编目（CIP）数据

常见老年性眼病中西医防治手册/梁丽娜主编. —北京：中国医药科技出版社，2022.11

ISBN 978 - 7 - 5214 - 3430 - 9

Ⅰ.①常… Ⅱ.①梁… Ⅲ.①老年病—眼病—中西医结合—防治—手册 Ⅳ.①R770.5 - 62

中国版本图书馆 CIP 数据核字（2022）第 172517 号

美术编辑 陈君杞

版式设计 诚达誉高

出版　**中国健康传媒集团**｜中国医药科技出版社

地址　北京市海淀区文慧园北路甲 22 号

邮编　100082

电话　发行：010 - 62227427　邮购：010 - 62236938

网址　www.cmstp.com

规格　710×1000mm $\frac{1}{16}$

印张　13

彩插　2

字数　268 千字

版次　2022 年 11 月第 1 版

印次　2022 年 11 月第 1 次印刷

印刷　三河市万龙印装有限公司

经销　全国各地新华书店

书号　ISBN 978 - 7 - 5214 - 3430 - 9

定价　**89.00 元**

获取新书信息、投稿、为图书纠错，请扫码联系我们。

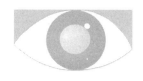

常见老年性眼病

中西医防治手册

主　编◎梁丽娜

副主编◎高　云　谢立科　许家杰

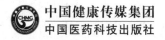

中国健康传媒集团

中国医药科技出版社